JN016341

血中濃度推移データが
うまく使える、ちゃんと伝わる

型が身につく薬物動態学

編著 杉山 恵理花

じほう

執筆者一覧

編　集

杉山恵理花　昭和大学薬学部基礎医療薬学講座薬物動態学部門

執　筆

杉山恵理花　昭和大学薬学部基礎医療薬学講座薬物動態学部門

田島　正教　昭和大学薬学部基礎医療薬学講座薬物動態学部門

田川　菜緒　昭和大学薬学部病院薬剤学講座／昭和大学病院薬剤部

序

この度,「型が身につく薬物動態学」を発刊することになりました。本書は,2022年2月号から「月刊薬事」にて連載しご好評いただいた内容をもとに,新たな項目やコラムを追加しまとめたものです。

薬物の血中濃度推移や動態パラメータは,その体内動態を理解するうえで重要な基本情報です。添付文書やインタビューフォームのほか,一次文献などで目にすることもあります。血中濃度推移のグラフから読み取れる特徴や,血中濃度推移の変化の基本を理解することは,薬物動態を活用した投与設計や処方提案などにつながると考えられます。しかし,それらのデータを「どのように理解すればよいか」,また臨床において「どのように活用すればよいか」,「どのように相手に伝えればよいか」に悩むことも多いと思います。

本書では,血中濃度推移データを臨床における薬物治療に「うまく活用」し,その根拠を相手に「ちゃんと伝える」ための薬物動態の基本的な考え方やポイントについて,「読みカタ」,「使いカタ」,「伝えカタ」として整理しました。臨床で薬剤師が医師などと会話をしている場面を例にして解説していますので,薬剤師の皆さんはもちろん,薬学を学んでいる学生さんや医薬品情報提供者(MR)の皆さんにも参考にしていただける内容となっています。

広辞苑によると,本書のタイトルである「型が身につく薬物動態学」の「型」には,「鋳型・型紙」のほか,武道などの「規範となる方式」という意味もあります。薬物や疾患は多種多様であり,すべてを「型」にはめることはできません。ここでは,「型にはめる」ことを学ぶのではなく,薬物動態を臨床現場でより活用するための基本的な考え方(「型」)を増やしていければと思います。

医薬品情報がデジタルコンテンツで簡単に入手できるいま,書かれている動態データをそのまま伝えるだけでは十分とはいえません。本書を通して,皆さんが,薬物動態の考え方を理解したうえで,それらを日々の臨床業務に活かしていくことに少しでもつながれば幸いです。苦手意識をもつ皆さんが少しでも気楽に読めるように,なるべく難しい式は用いないで進めていきますので,飲み物でも片手にお付き合いください。

2024年4月

昭和大学薬学部基礎医療薬学講座薬物動態学部門

杉山恵理花

CONTENTS

PART.3 くすりの血中濃度推移から考える薬物治療

COLUMN

用語一覧

基本用語	略語	
薬物動態パラメータ		薬物の体内動態の特性を表す変数（クリアランス，分布容積，半減期など）
最高血中濃度	C_{max}	薬物投与後の最高血中濃度
最高血中濃度到達時間	T_{max}	薬物投与後の最高血中濃度に到達するまでの時間
血中濃度－時間曲線下面積	AUC	血中濃度曲線（薬物血中濃度－時間曲線）と，横軸（時間軸）によって囲まれた部分の面積
半減期	$T_{1/2}$	血中濃度が半分になるまでの時間
分布容積	Vd	体内の全薬物量が，血中濃度と同じ濃度で全身に移行すると仮定した場合に必要な容積
クリアランス	CL	薬物の除去能力。薬物を単位時間あたりに，どのくらいの血液中から除去できるかを表す
（絶対的）バイオアベイラビリティ（生物学的利用能）	F	経口などで投与された薬物量のうち，全身循環血中に到達した薬物量の割合
消失速度定数	ke	薬物を処理する速さ
吸収速度定数	ka	薬物が消化管から吸収されて体内に入ってくる速さ
平均滞留時間	MRT	薬物が体内に滞留している平均時間
平均吸収時間	MAT	薬物を体内に吸収するのにかかる平均時間
蓄積率	R	体のなかに薬物がどの程度蓄積されやすいのかという指標

PART.1

くすりの血中濃度推移の読みカタ・使いカタ

1 血中濃度推移グラフの読みカタの基本

key Words

血中濃度推移グラフ，片対数グラフ，通常スケールと対数スケール

皆さんは，添付文書やインタビューフォーム，一次文献などに記載されている血中濃度推移のグラフをイメージ図として流し読みしていませんか？　血中濃度推移のグラフは，少し注意してみるといろいろなことがわかったり，逆に注意していないと誤った捉え方をしてしまう場合もあります。

初回は，「血中濃度推移グラフの読みカタの基本」と題して，薬物動態パラメータを求めるもととなる血中濃度推移のグラフの見方を確認していきます。

Check Points

Step1 読みカタ

- 血中濃度推移のグラフでは，縦軸スケール（通常スケール，対数スケール）の違いにより，直感的に認識できる動態変化が異なる。縦軸が通常スケールよりも対数スケールのグラフのほうが，直感的に半減期の変化を認識しやすい。

Step2 使いカタ

- 片対数グラフの等間隔目盛内は不均等となっており，最高血中濃度（C_{max}）や血中濃度−時間曲線下面積（AUC）の変化は見た目の印象とは異なるため，目盛の見方に注意して読み取る。

Step3 伝えカタ

- それぞれのグラフがもたらす印象を理解し，相手に誤解されないような説明や薬物動態パラメータを数値で示すなどの工夫を行うとよい。

半減期が異なるのに見た目はあまり変わらない!?

アプレピタントのCYP3A4阻害作用について問い合わせがあった。薬剤師は，添付文書に記載されているミダゾラムとの相互作用データを一次文献[1)]より入手し，わかりやすいようにと血中濃度推移のグラフ（図1）[1),2)]を示しながら説明した。

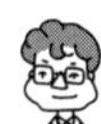
医　師：なるほど，アプレピタントによる代謝酵素阻害によりCYP3A4で代謝されるミダゾラムの血中濃度は上昇する，ということですね。

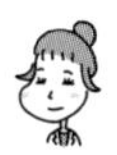
薬剤師：そうです。グラフでは，このように血中濃度が上昇しAUCが増加しています。

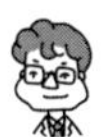
医　師：グラフの形からすると，半減期はあまり変わらないんですか？

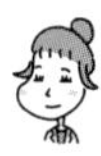
薬剤師：えっ…，半減期は……（あれ？　代謝阻害で延長しているハズ…？　グラフは変わっていないような…）。

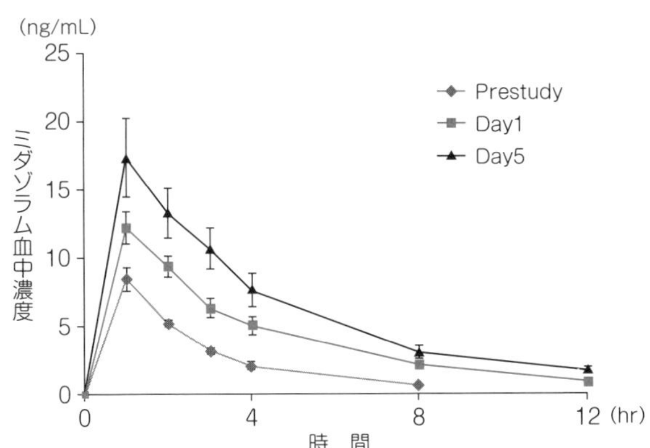

図1　アプレピタント併用におけるミダゾラム経口投与後の血中濃度推移の変化

〔Majumdar AK, et al：Clin Pharmacol Ther, 74：150-156, 2003より〕

Step1　読みカタ

アプレピタントは，軽度～中程度のCYP3A4阻害作用を有することが知られています[2),3)]。今回，薬剤師は，CYP3A4の代表的基質であるミダゾラムとの相互作用データを例に医師へ説明したようです。薬剤師が医師へ示した文献のグラフ（図1）をみると，アプレピタントの投与により血中ミダゾラム濃度のAUCが2～3倍程度上昇していることが確認できます。相互作用などによる影響を伝えるものとして，血中濃度推移グラフは有用なツールの一つですね。

血中濃度推移の変化をグラフで示すことは，多くの人にとってイメージしやすい反面，その活用には注意しなければなりません。血中濃度変化のイメージに大きな影響を与えるのが，縦軸の表記方法（通常スケール，対数スケール）です。血中濃度は，時間の経過に伴い指数関数的に曲線を描いて低下するため，図1のような通常スケールのグラフでは，直感的に半減期の変化はわかりにくくなります。その場合は縦軸を対数スケールにすることで，直線上に血中濃度が低下する相がみえてきます。その傾きとそのときの半減期は反比例（半減期＝ln2/傾き）するので，片対数グラフのほうが半減期の変化を直感的に認識しやすくなります（図2）。

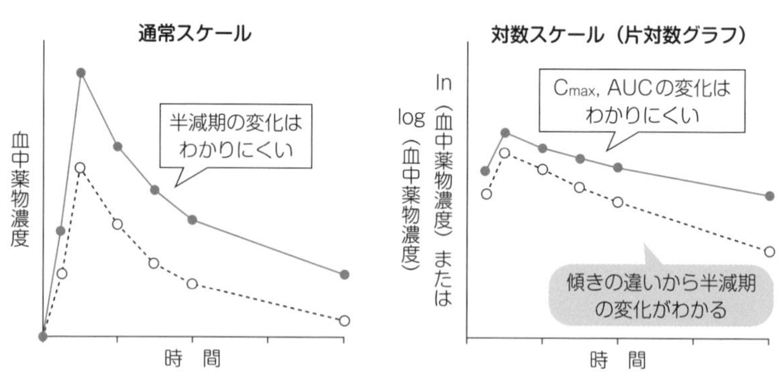

いずれも同じ血中濃度推移データを示す。実線は点線に比較し，半減期や$AUC_{0\text{-}t}$が約2倍上昇しているデータ例。同じ血中濃度推移データでも，縦軸のスケール表記が異なると印象やグラフ形状から推測できる動態パラメータ変化が異なる。

図2　血中薬物濃度推移グラフの印象の違い（通常スケール，対数スケール）

Step2　使いカタ

　血中濃度推移グラフをみる際には，その薬物（未変化体，代謝物）や検討条件（用法・用量，測定時期）などはもちろんのこと，縦軸のスケール表記（通常スケール，対数スケール）についても確認することで，グラフの印象に左右されずに情報を読み取ることができます。ここで，片対数グラフの見方を確認しましょう。片対数グラフの縦軸に記載される目盛の数字は実際の薬物濃度です。常用対数（$\log_{10}X$）を基本とし，1，10，100と10倍ごとに等間隔になっています。等間隔目盛内は不均等となっており，例えば1→10の目盛内では，2や5は，下から約30%，70%のところとなります（**図3**）。自然対数（$\log_{e}X = \ln X$）においても，各対数値の等間隔目盛に対する比率は常用対数と同じであるため，実際の値は異なるものの，片対数グラフでは，常用対数と同じ位置にプロットされます。補助目盛が示されていない場合がありますので，半分値（5，50など）の位置が「下から約70%」であることは，覚えておくと便利です。

　このように，片対数グラフの等間隔目盛内は不均等となっており，半分より大きな値は，上方の約30%に固まってプロットされます。した

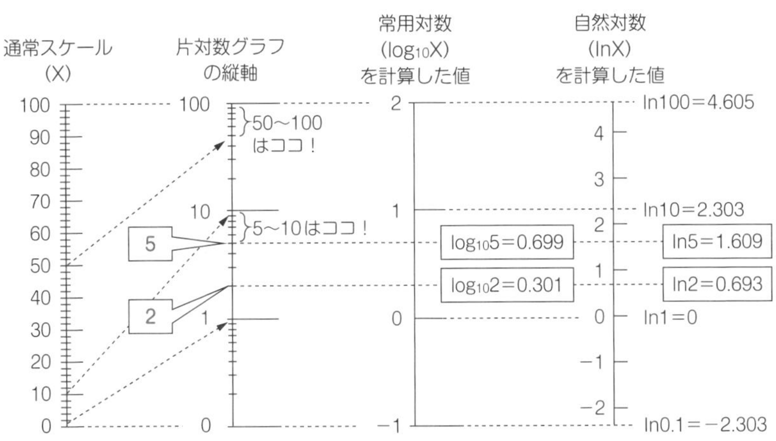

常用対数と自然対数では，対数計算値は当然異なるが，真数（薬物濃度）が10倍変化したときの値（常用対数では常に1，自然対数では常に2.303）に対する比率は変わらないため（コラム参照），常用対数，自然対数のいずれでも片対数グラフでは同じところにプロットされる。

図3　片対数グラフと常用対数・自然対数

がって，C_{max}やAUCが2倍となるような血中濃度の上昇がみられたとしても，片対数グラフでは，見た目はそれほど上昇していない印象になってしまうことがあるので注意しましょう（図2）。

Step3 伝えカタ

血中濃度推移グラフを示す場合，その縦軸について，通常スケールと対数スケールのいずれかが正しい，ということはありません。多くの場合，何を伝えたいかによっていずれかが選択されています。AUCの変化を示したい場合は通常スケールのほうがわかりやすいですし，消失（半減期）の変化を示したい場合には片対数グラフを用います。実際，ミダゾラム静注時のアプレピタントによる影響を検討した論文では，片対数グラフを示すことで半減期の変化をわかりやすくしています[5)]。

実際の半減期などの薬物動態パラメータの値は，薬物動態学的な算出手法を用いて算出されており，一概にグラフ形状の見た目から推定される値とは異なる場合があります。例えば，どの時間の測定値を重要視して算出するか（重み付け）によっても消失相の半減期が変わってくることがあります。それぞれの医薬品情報に示された薬物動態パラメータの値は，最適と判断された手法により算出された値ですので，心配ありません。

血中濃度推移の変化を相手に伝えるときに，わかりやすくするためにグラフを用いることがあります。特定の縦軸スケールのグラフしかない場合には，グラフがもたらす印象を理解し，相手に誤解されないような説明や薬物動態パラメータを数値で同時に示すなどの工夫を行うとよいでしょう。今回の薬剤師さんは，グラフの見た目と半減期データとの違いに焦ってしまったようですが，グラフの特性をもとにグラフの見た目と薬物動態パラメータとの乖離について理解しておくと，説明の際に慌てずに済むと思います。

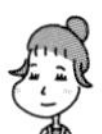
薬剤師：図1のグラフは縦軸が通常スケールとなっていますのでわかりにくいですが，1.69 hrから3.27 hr（Day1）および3.32 hr（Day5）と，半減期の平均値は延長がみられています。

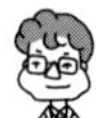
医　師：そうなんですね。グラフだけではよくわからないものですね。

今回の薬剤師さんも，示したグラフの特性を踏まえて，医師へ伝えられたようですね。医師への説明だけでなく，院内に配布する医薬品情報ニュースなどの作成時にも，ぜひ注意してみてください。

さて，初回の「血中濃度推移グラフの読みカタの基本」はいかがでしたでしょうか？　“そんなことあたり前だよ！”と思われた方，“そういえばそうだったなぁ～”と思われた方，さまざまいらっしゃるでしょう。医薬品情報や文献などで血中濃度推移のグラフをみかけたときに，イメージ図として眺めるだけで終わらずに「内容をみる」きっかけにしていただけると嬉しいです。次回は，吸収と血中濃度推移変化について取り上げていこうと思います。

◆ 文　献

1）Majumdar AK, et al：Effects of aprepitant on cytochrome P450 3A4 activity using midazolam as a probe. Clin Pharmacol Ther, 74：150-156, 2003

2）小野薬品工業株式会社：イメンドカプセル，添付文書（2020年4月改訂，第1版）

3）FDA：Drug Development and Drug Interactions | Table of Substrates, Inhibitors and Inducers, Table 3-2（https://www.fda.gov/drugs/drug-interactions-labeling/drug-development-and-drug-interactions-table-substrates-inhibitors-and-inducers#table3-2）

4）小野薬品工業株式会社：イメンドカプセル125 mg・80 mg・セット，インタビューフォーム（2020年11月改訂，第11版）

5）Majumdar AK, et al：Effect of aprepitant on the pharmacokinetics of intravenous midazolam. J Clin Pharmacol, 47：744-750, 2007

COLUMN

片対数グラフの傾きと消失速度定数

消失速度定数（ke）は，線形1－コンパートメントモデルでは血中濃度推移の片対数グラフの傾きから求めることができます。薬動学の授業では，縦軸が自然対数（ln X）であれば“傾きは－ke”，常用対数（$\log_{10}X$）のときは“傾きは－ke/2.303”と学習したと思います。「同じ片対数グラフなのに，なぜ傾きの値が異なるの？」と疑問に思ったことはありませんか？　それは，片対数グラフの特徴を踏まえると理解することができます。片対数グラフの等間隔目盛は，常用対数では$\log_{10}1=0$，$\log_{10}10=1$，$\log_{10}100=2$と1刻みですが，自然対数では，$\ln 1=0$，$\ln 10=2.302585\cdots$，$\ln 100=4.605170\cdots$と約2.303（$=\ln 10$）刻みとなり，常用対数に比較して2.303倍大きな対数計算値を示します。

片対数グラフでは，それぞれの値の等間隔目盛に対する相対的な位置は，いずれの対数スケールでも同じです。例えば，5について1→10の目盛との相対的な位置（目盛下限からの距離/等間隔目盛幅）を考えてみると，同じ値となっています。つまり，等間隔目盛内にプロットされる位置が同じなので，見かけ上，常用対数でも自然対数でも同じグラフとなります（図4 **A**）。

・常用対数の場合（等間隔目盛1刻み）：

$$\frac{\log_{10}5-\log_{10}1}{\log_{10}10-\log_{10}1}\approx\frac{0.699-0}{1-0}=0.699$$

・自然対数の場合（等間隔目盛2.303刻み）：

$$\frac{\ln5-\ln1}{\ln10-\ln1}\approx\frac{1.609-0}{2.303-0}=0.699$$

しかし，実際の対数計算値は2.303倍分異なるので，計算値を縦軸にしてプロットすると，当然グラフは異なります（図4 **B**）。血中濃度は指数関数的に減少（$C_0\cdot e^{-ke\cdot t}$）するため，自然対数スケールの傾きが－keであるのに対し，約1/2.303倍小さな値を示す常用対数の傾きは，さらに2.303で除した値となるのです。

A片対数グラフ

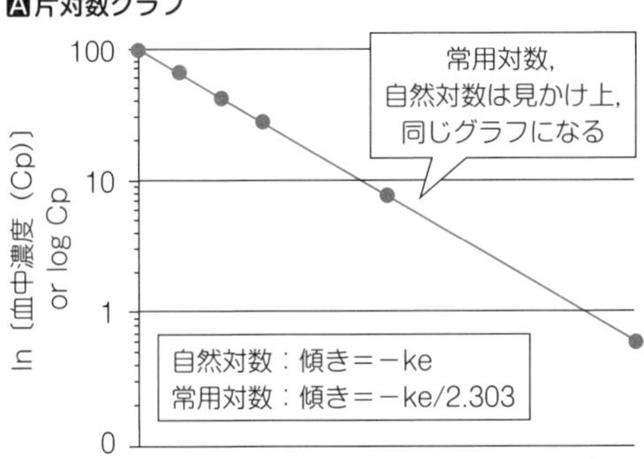

B対数値を計算してプロット

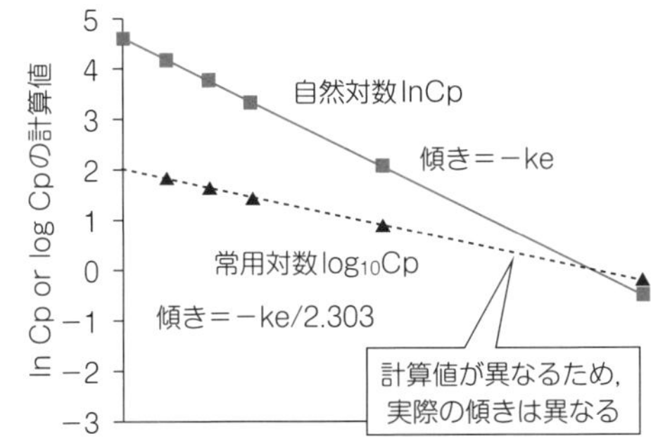

図4　片対数グラフの傾きと消失速度定数

2 くすりの吸収の変化を読み解く

key Words

薬物の吸収の「速さ」と「量」，食事と薬物の吸収

前回は，血中濃度推移グラフの読みカタの基本を確認しました。第2回は，血中濃度推移から読み解くことのできるくすりの薬物動態学的特徴について整理していきます。具体的には，くすりの消化管吸収の変化と血中濃度推移について考えていきます。内服薬では，食事のタイミング，医薬品やサプリメント，食物成分との相互作用などにより，消化管吸収が変化する場合があります。そのようなとき，安易に「くすりの吸収が悪く（あるいは，良く）なるので…」と説明していませんか？

食事によるくすりの吸収の変化を例に，血中濃度推移からくすりの吸収の変化を読み解く際のポイントを確認していきましょう。

Check Points

Step1 読みカタ

- 薬物の吸収の変化は，吸収の「速さ」の変化だけでなく，「量」の変化に注目することが大切である。
- 吸収の「量」の変化が，定常状態の平均血中濃度や長期的な効果・副作用発現に影響する可能性がある。

Step2 使いカタ

- 血中濃度の立ち上がりの傾きや最高血中濃度到達時間（T_{max}），C_{max} の変化だけでなく，AUCの変化の有無を確認する。
- 薬物の吸収量と関係するAUCの変化の有無は，血中濃度推移グラフの交差に着目して確認する。

Step3 伝えカタ

- 吸収の「速さ」と「量」の変化がそれぞれわかるように伝える。

薬物の吸収に違いがある？ ない!?

テモカプリルの食事による影響について，問い合わせがあった。テモカプリルを1日1回朝食後で処方していた患者から「いつも朝食を食べずに薬だけ服用していた」と言われたので，今後はしっかりと食べてから服用するように伝えたが，食事の有無で薬物の吸収に違いがあるのか知りたい，とのことであった。

薬剤師は，テモカプリルの添付文書[1)]をもとに医師へと回答した。

16. 薬物動態

6.2　吸収

16.2.1　食事の影響

健康成人男性6例に対し，食後にテモカプリル塩酸塩2.5mg経口投与したとき，吸収に遅延が認められたものの空腹時と有意な差はなかった。

〔アルフレッサファーマ株式会社：エースコール1mg・2mg・4mg，添付文書（2023年5月改訂，第2版）より〕

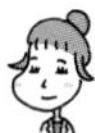
薬剤師：食後投与では空腹時に比較して吸収に遅れは認められますが，食事の有無で大きな違いはありません。

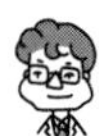
医　師：吸収が遅れるとのことですが，どのくらいの違いなのですか？

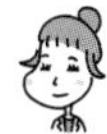
薬剤師：データを確認いたします。〔インタビューフォームの血中濃度データ（図1）[2)]を確認して…〕えっと…，最高血中濃度になる時間は…（あれ？　食事の有無で吸収に違いはないって添付文書にあったのに，グラフがかなり違うような…？）

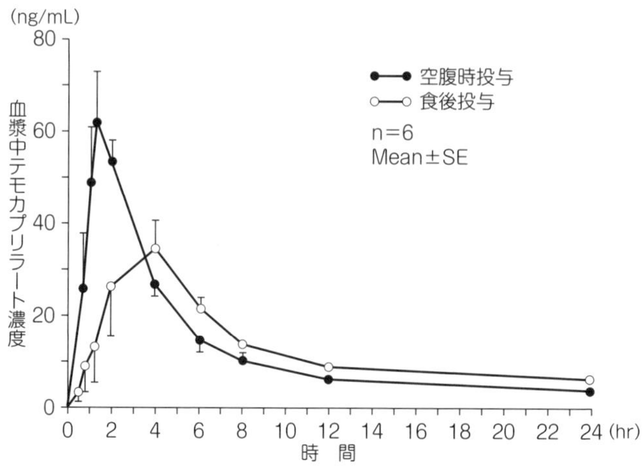

健常成人に対し，テモカプリル1回2.5mgを空腹時または朝食後に経口投与した後の血漿中テモカプリラート濃度の推移

図1 活性体テモカプリラートの血中濃度推移に及ぼす食事の影響

〔アルフレッサファーマ株式会社：エースコール1mg・2mg・4mg，インタビューフォーム（2023年7月作成，第2版）より〕

Step1 読みカタ

テモカプリルは，経口投与後に速やかに吸収されて加水分解され，血漿中では主として活性体であるテモカプリラートとして存在します。テモカプリラートのT_{max}は，空腹時投与では1～1.6hrですが，食後投与では3～4hr程度に遅延することが報告されています[2)]（図1）。食事により服用後初期の血中濃度の立ち上がり（吸収相）が緩やかとなっており，この部分のグラフ変化だけをみると，食事により「吸収が悪くなっている」と感じます。今回の薬剤師さんも，添付文書と図1の違いに動揺してしまったようです。

薬物の消化管からの吸収は，さまざまな要因により変化します。一般に，食事の摂取によって胃内容排出速度が低下することで吸収は遅延しますが，吸収量が変化するかどうかは薬物によって異なります。吸収の変化を血中濃度推移グラフから判断する際，血中濃度の立ち上がり部分に着目しがちですが，吸収の「速さ」の変化だけでなく，むしろ「量」の変化に注目することが大切です。

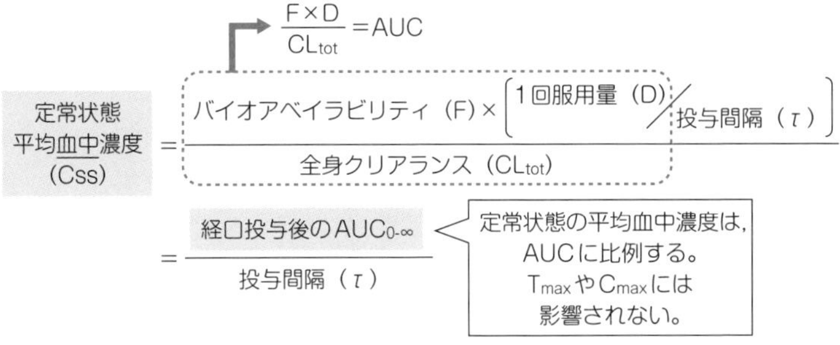

図2　**定常状態平均血中濃度とAUC**

薬物の吸収量は，AUCの大きさとして現れます。その変動は，定常状態の平均血中濃度に直接関係するため，薬物によっては長期的な薬効や副作用の発現にも影響する可能性があります。一方，吸収の速さが変化してT_{max}やC_{max}に変動があったとしても，AUCに変化がなければ，定常状態の平均血中濃度は変わらないと考えられます（**図2**）。

Step2　使いカタ

薬物の吸収の変化を血中濃度推移グラフで確認する際には，血中濃度の立ち上がり（吸収相）の傾きやT_{max}，C_{max}の変化だけでなく，吸収量と関係するAUCの変化の有無をしっかりと確認しましょう。AUCに変化があるかどうかを読み取るには，グラフの交差に着目します。吸収に伴う血中濃度推移の山の形が変化していても，グラフが途中で交差している場合には，交差前後での面積の増減が打ち消されてAUCに大きな変化がない可能性があります（**図3**）。実際，図1の検討では，2つの交差しているグラフの$AUC_{0\text{-}\infty}$に違いがないことがデータで示されています[2)]。一方，途中で交差していない，あるいは，交差がわずかで交差前後の面積の増減が同程度でない場合には，AUCが変化している可能性があります。前回で述べたように，片対数グラフではグラフの見た目の面積からAUCを評価しにくいことがあります。AUCのデータ値（$AUC_{0\text{-}\infty}$）が示されている場合には，あわせて確認するとよいでしょう。

図4は，イトラコナゾールカプセルでの食事の影響を示したグラフです。イトラコナゾールを空腹時に服用すると，食直後投与に比較して消

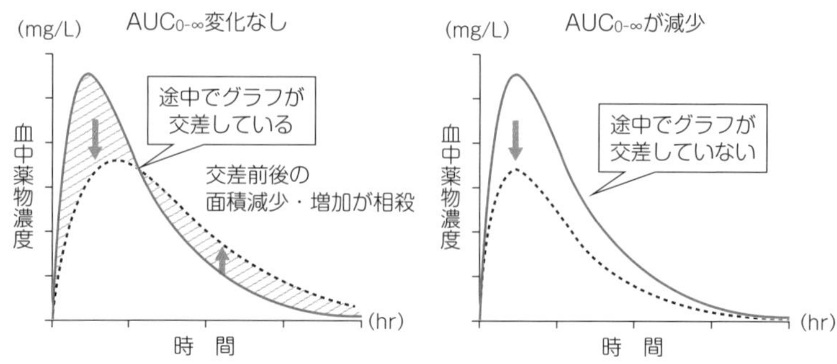

図３　AUCの変化と血中濃度推移グラフ

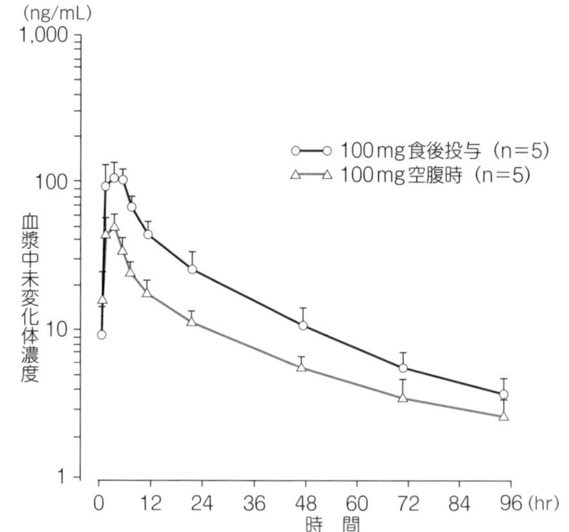

健常成人に対し，イトラコナゾール100mgを空腹時または食後に経口投与後の血漿中イトラコナゾール濃度の推移を示す（片対数グラフ）。

図４　血漿中イトラコナゾール濃度推移に及ぼす食事の影響

〔ヤンセンファーマ株式会社：イトリゾールカプセル50，インタビューフォーム（2023年5月改訂，第23版）より〕

化管内での溶解性が低下し，その吸収が低下することが知られています[3)]。図1とは異なり，血中濃度推移グラフは途中で交差しておらず，空腹時投与ではAUCが低下しています。したがって，空腹時投与ではイトラコナゾールの吸収量が減少することが読み取れます。

Step3 伝えカタ

薬物の吸収には，吸収の「速さ」と「量」の2つの側面があります。定常状態における薬効の変化を懸念する場合には，吸収量の変化が特に重要です。伝える際に，「吸収が悪くなる」，「吸収が良くなる」という表現だけでは，吸収の速さが変わるのか，吸収量も変わるのかが不明です。また一般に，「吸収が悪くなる」には，「吸収量が低下する」というニュアンスが含まれるため，AUCに変化がない場合には正確な表現とはいえません。これらの点を踏まえて，安易に「吸収が悪く/良くなる」といわずに，吸収の「速さ」と「量」の変化がそれぞれわかるように伝えるとよいでしょう。

今回のテモカプリルの例では，同じ検討において降圧効果や副作用発現についても検討され，食事の有無による違いがないことが報告されています[4)]。薬物によっては，吸収量に変化がなくても，T_{max}やC_{max}の変化が服用後初期の効果や副作用発現に一時的に影響を与える場合もあります。吸収変動に伴う効果や副作用の変化の有無についての文献報告がある場合には，あわせて伝えるとよりわかりやすいでしょう。

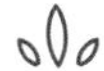

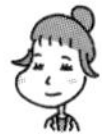

薬剤師：最高血中濃度になる時間は，健常成人における検討において，空腹時で1.5hr，食後では2.8hrと報告されています。吸収の遅れと最高血中濃度の低下はみられますが，吸収される量には違いはみられません。実際，降圧効果や副作用発現についても，食事による影響はなかったと報告されています。

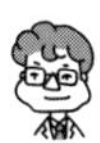

医　師：なるほど。食事の有無による違いはなさそうですね。

薬剤師さんも，血中濃度推移グラフの交差に気づき，AUCのデータを確認することで，自信をもって医師へ説明できたようですね。今回は，食事による薬物の吸収の変化を例に確認しましたが，併用薬など他の要因による消化管からの吸収の変化についても同様に考えることができます。吸収の変化というと，血中濃度の立ち上がり方（傾き）や

T_{max}，C_{max}の変化だけに着目しがちですが，AUCに変化があるのかについても，グラフの交差の有無に着目しながら確認してみるとよいでしょう。インタビューフォームや一次文献などで薬物の吸収の変化を示す血中濃度推移グラフを確認する際に，ぜひ活用してみてください。

◆ 文　献

1）アルフレッサファーマ株式会社：エースコール1mg・2mg・4mg，添付文書（2023年5月改訂，第2版）
2）アルフレッサファーマ株式会社：エースコール1mg・2mg・4mg，インタビューフォーム（2023年7月作成，第2版）
3）ヤンセンファーマ株式会社：イトリゾールカプセル50，インタビューフォーム（2023年5月改訂，第23版）
4）中島光好，他：アンジオテンシン変換酵素阻害薬CS-622の臨床第一相試験 第2報：健常人における単回投与試験成績（食事の影響）．臨床医薬，5：1539-1554, 1989

3 くすりの線形・非線形性の見カタ

key Words

投与量の増減と血中濃度の変化，線形動態，非線形動態

第3回は，くすりの体内動態における線形・非線形性について取り上げます。くすりの線形性を確かめるために，動態データの投与量比例性を検討したことのある方もいると思います。しかし，きちんと比例することはほとんどなく，もやもやした気持ちになったことはありませんか？　くすりの血中濃度推移データから線形・非線形性を見分けるポイントや注意点について，そもそも何が「線の形」なのかを確認しながら，整理していきたいと思います。

Check Points

Step1　読みカタ

- 線形・非線形性とは，投与量と血中濃度の関係性を示したもので，そのグラフが，直線であれば「線形」，直線でなければ「非線形」となる。
- 非線形には，「上昇型」と「頭打ち型」がある。

Step2　使いカタ

- 血中濃度データとして，投与量別のAUCやC_{max}の値を用いる（同じ投与間隔のもの）。
- 横軸に投与量，縦軸にAUCやC_{max}をプロットし，原点を通るグラフの形で判断する。あるいは，数値から投与量の比例性を確認する。
- 上昇型の曲線の場合，曲線が飽和する最大投与量（V_{max}）の半分のときのAUCやC_{max}〔ミカエリス定数（Km）相当値〕の位置を推定

することで，線形領域かどうかを判断する。

Step3 伝えカタ

- 投与量の増減と血中濃度変化について具体的に説明をするとわかりやすい。
- 非線形性を示す薬物では，投与量増減に伴う血中濃度の変化には個人差があることを伝えるとよい。

パロキセチンの増量幅が決められている理由!?

うつ状態の改善を目的としてパロキセチン腸溶性徐放錠を1日1回夕食後に25mg服用していた患者について，増量を検討することになった。その増量方法について，担当の研修医から薬剤師に質問があった。

6. 用法及び用量

通常，成人には1日1回夕食後，初期用量としてパロキセチン12.5mgを経口投与し，その後1週間以上かけて1日用量として25mgに増量する。なお，年齢，症状により1日50mgを超えない範囲で適宜増減するが，いずれも1日1回夕食後に投与することとし，増量は1週間以上の間隔をあけて1日用量として12.5mgずつ行うこと。

〔グラクソ・スミスクライン株式会社：パキシルCR錠6.25mg・12.5mg・25mg，添付文書（2023年3月改訂，第2版）より〕

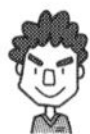
研修医：パロキセチンの添付文書[1]によると，1日量として12.5mgずつ増量しなければいけないようですね。

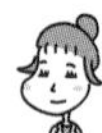
薬剤師：そうです。ちなみに，速放錠では増量幅は10mgずつとなっています[2]。

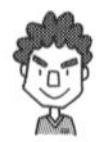
研修医：同じSSRIでも，セルトラリンでは具体的な増量幅まで記されていなかったように思いますが？　パロキセチンはどうしてそれが決められているのですか？

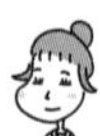
薬剤師：……（理由？「どのくらい増量すればいいのかわかりやすく書かれている」だと回答にならないよなぁ…）。

Step1 読みカタ

パロキセチンは，選択的セロトニン再取り込み阻害薬（SSRI）であり，速放錠のほか，消化器症状の軽減を期待した腸溶性徐放錠（パキシルCR錠）があります。SSRIなどの抗うつ薬では，特に若年者において，投与後初期や増量時に不安感の増大や攻撃性，衝動性の亢進などのアクチベーション症候群に注意が必要なこともあり，少量から漸増することが原則とされています[3)]。

パロキセチンは，主にCYP2D6によって代謝を受けますが，同時にCYP2D6阻害作用をもつことが知られています[4)]。このCYP2D6の飽和によって臨床用量範囲で非線形動態を示すため，投与量の増減以上の血中濃度変化が生じる可能性があり，特に注意が必要な薬物の一つです。

薬物の線形・非線形性とは，投与量と血中濃度の関係性を示したものです。そのグラフが直線であれば「線形」，直線でなければ「非線形」ということになります。グラフが直線となる場合，それらは比例関係を示し，『投与量を2倍にすると同時点の血中濃度も2倍になる』，と考えることができます（図1A）。直線でない線（非線形）には，「上昇型」と「頭打ち型」の2種類の曲線があります（図1B，C）。上昇型の非線形は，薬物の消失過程に飽和が生じることにより，『増量時に投与量比以上に血中濃度が上昇する』タイプです。パロキセチンのほか，フェニトインやボリコナゾール，デュタステリドなどがあります。頭打ち型の非線形は，吸収過程や蛋白結合などの飽和により，『投与量比ほどは血中濃度が上昇しない』タイプです。リナグリプチン，バルプロ酸やスボレキサントなどがこれにあたります（表1）。

非線形な曲線となる場合でも，原点に近い部分では直線に近い形になっていることがわります（図1B，C）。上昇型の非線形の場合，一般にKm（最大投与量V_{max}の1/2のときの血中濃度）よりも十分に低い血中濃度域では，非線形の程度がわずかであり，直線（線形）とみなしてよいとされています（線形領域）。

A 線形

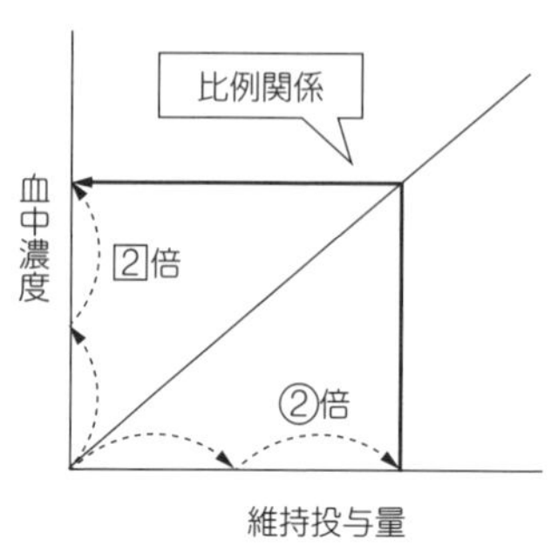

B 非線形（上昇型）

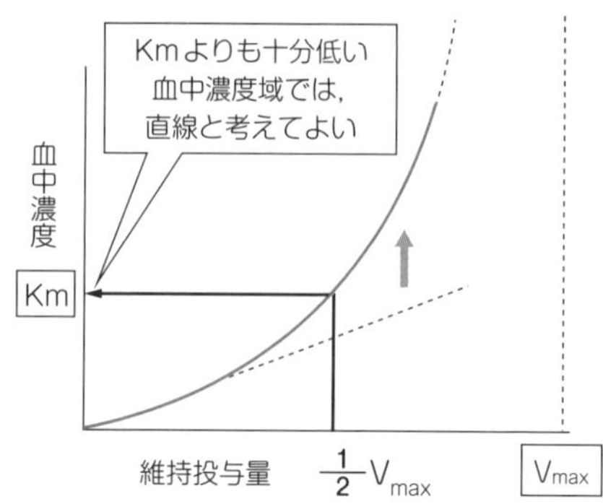

C 非線形（頭打ち型）

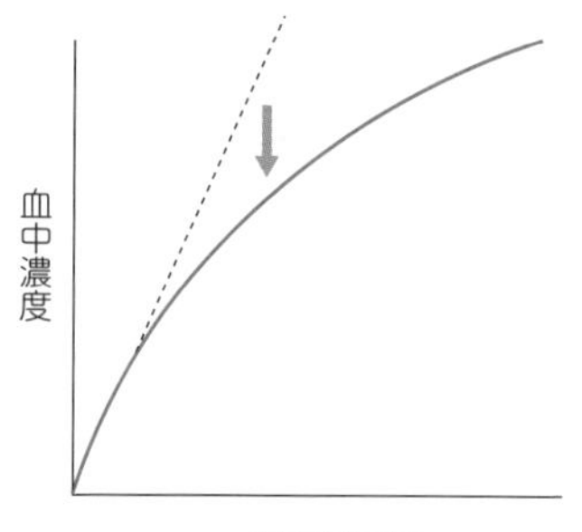

A：投与量と血中濃度は比例
B：投与量比以上に血中濃度が上昇
C：投与量比ほどは血中濃度が上昇しない

図1　薬物の投与量と血中濃度の関係性（線形，非線形）

表1　非線形薬物動態（上昇型，頭打ち型）を示す代表的な薬物

非線形のタイプ	代表的な薬物
上昇型の非線形	フェニトイン，ボリコナゾール，パロキセチン，デュタステリド，アプリンジン，プロパフェノン　など
頭打ち型の非線形	バルプロ酸，リナグリプチン，スボレキサント　など

Step2 使いカタ

薬物の線形・非線形性の検討には，先発医薬品の添付文書やインタビューフォームに示されている投与量別のAUCやC_{max}の値を用います。2つ以上の投与量（同じ投与間隔のもの）についてのデータがあれば，横軸に1回投与量，縦軸にAUCやC_{max}をプロットすることで，原点を通るグラフがどのような形であるかがわかります。反復投与時の

データが望ましいですが，単回投与時のものを用いる場合には，反復投与による蓄積性も考慮します。AUCやC_{max}の数値をみて，投与量との比例性から大きく外れていないかを確認するだけでもある程度はわかりますが，グラフをプロットしてその形を見るとより判断しやすくなります。

図2は，パキシルCR錠の単回経口投与後の血中濃度推移データを用いて単回投与量とAUCの関係性をプロットしたものです。投与量の増加に従って直線から外れて急激に上昇する曲線となっており，上昇型の非線形性を示すことがわかります（図2**B**）。また，曲線を延長してみると，曲線が飽和する最大投与量はグラフのやや右側程度で，その半分のときのAUCの値（Kmに相当）は，曲線の中央付近であると考えられます。したがって，これらの単回投与データの大部分が，すでに非線形領域にあると判断できます。さらに，反復投与時では，反復投与による血中濃度上昇に伴ってクリアランスがさらに低下すると考えられます。実際，1日1回25 mg反復投与後のAUC_{0-24}は約840 ng・hr/mLと単回投与に比較して非常に高くなることが報告されています[4)]。

図3は，同じSSRIであるセルトラリン（ジェイゾロフト®錠）について，同様のプロットをしたものです。高用量ではやや上向きの曲線となっていますが，曲線のカーブ形状から，曲線が飽和する最大投与量はかなり高く，その半分のときに対応するAUCの値も高い値となりグラフ外であることが推測されます。このことから，これら単回投与データの大部分は，線形領域にあると考えられます。実際，1日1回100 mgを反復投与後のAUC_{0-24}について蓄積率以上の上昇はみられておらず[5)]，臨床用量である25〜100 mg（1日1回）の範囲において，ほぼ線形と考えられます。

Step3 伝えカタ

薬物の線形・非線形性は，専門的な用語であるため，その説明時には投与量の増減と血中濃度変化について具体的に説明をするとわかりやすいです。特に，非線形の場合は，「上昇型」か「頭打ち型」を意識して伝えるとよいでしょう。

また，図2**B**からもわかるように，パロキセチンの増量に伴う血中濃度上昇には大きな個人差がみられます。CYP2D6には遺伝子多型が知

A 単回経口投与後の血漿中パロキセチン濃度推移

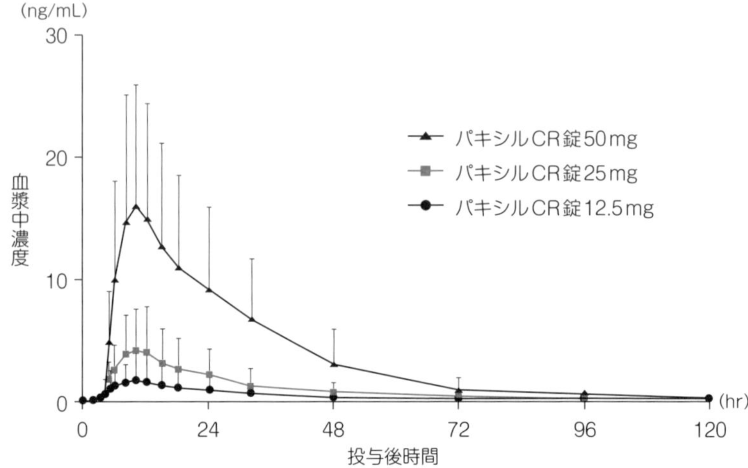

B 単回経口投与時の投与量とAUCの関係

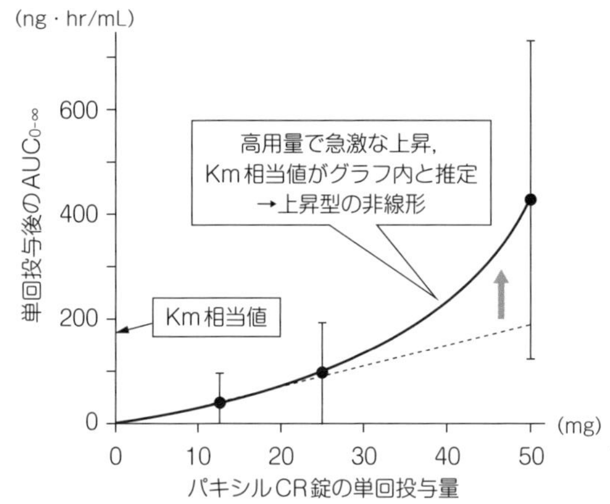

健康成人18名にパキシルCR錠12.5，25および50mgを単回経口投与した時の血漿中パロキセチン濃度推移を示す。AUCは$AUC_{0\text{-}\infty}$値を使用。(平均値±標準偏差)

図2　パキシルCR錠のA単回経口投与後の血漿中パロキセチン濃度推移およびB単回投与量とAUCの関係

〔グラクソ・スミスクライン株式会社：パキシルCR錠6.25mg・12.5mg・25mg，添付文書（2023年3月改訂，第2版）より作成〕

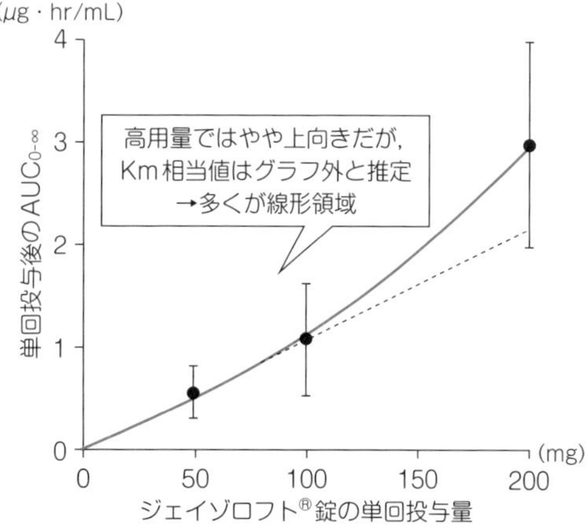

健常成人6例に対し，セルトラリン50，100および200mgの順に2週間の間隔をおいて朝食後に単回経口投与した時の血漿中セルトラリン濃度推移より算出された$AUC_{0\text{-}\infty}$値を使用。（平均値±標準偏差）

図3　セルトラリン塩酸塩錠を単回経口投与後の単回投与量とAUCの関係

〔ヴィアトリス製薬株式会社：ジェイゾロフト錠25mg・50mg・100mg，ジェイゾロフトOD錠25mg・50mg・100mg，インタビューフォーム（2023年1月改訂，第2版）より作成〕

られており，もともとの代謝活性の違いが，その飽和の程度（上昇曲線のカーブ形状）の個人差に影響している可能性があります[6)]。同様の現象はフェニトインでもみられており，上昇型の非線形を示す薬物では，血中濃度の変化の程度は個人差が大きく，患者ごとに慎重な対応が必要であることを伝えるのが望ましいと考えられます。

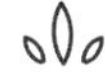

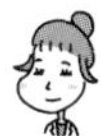

薬剤師：パロキセチンは，セルトラリンとは異なり，臨床用量において投与量の増加分よりもさらに血中濃度が上昇する非線形動態を示すことが知られています。これが増量の幅が決められている理由の一つと考えられます。投与量に対する血中濃度の上昇の程度は個人によるばらつきが大きいので，一気に50mgまで増量せずに，12.5mgずつ増量して様子をみていただければと思います。

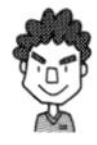

研修医：なるほど。動態的な特徴も理由の一つにあるのですね。

パロキセチンの体内動態が非線形性を示すことに気づき，投与量別のデータを活用して研修医へ回答できたようですね。今回は増量に関する問い合わせでしたが，非線形性を示す薬物では，減量時にも注意が必要です。パロキセチンは，特に離脱症状が現れやすいことが知られています[7)]。非線形領域での減量となるため，急激な血中濃度低下が生じやすいことも一因と考えられます。中止や減量時には，5mg錠（速放錠）や6.25mg錠（CR錠）を活用し，徐々に減量する必要があることもあわせて確認しておきましょう。

今回取り上げたパロキセチン製剤では，添付文書に非線形性を示すことが記載されていますが，多くの薬物では線形・非線形についてはっきりとした記載がありません。グラフを描いて確認する方法は手間がかかりますが，数値の比例性をみるだけではっきりしない場合やしっかり確認したいときなどに，活用していただければと思います。

◆ 文　献

1）グラクソ・スミスクライン株式会社：パキシルCR錠6.25mg・12.5mg・25mg，添付文書（2023年3月改訂，第2版）
2）グラクソ・スミスクライン株式会社：パキシル錠5mg・10mg・20mg，添付文書（2023年3月改訂，第3版）
3）日本うつ病学会，他・編：日本うつ病学会治療ガイドラインII. うつ病（DSM-5）/大うつ病性障害2016（2019年7月序文改訂）
4）グラクソ・スミスクライン株式会社：パキシルCR錠6.25mg・2.5mg・25mg，インタビューフォーム（2023年6月改訂，第11版）
5）ヴィアトリス製薬株式会社：ジェイゾロフト錠25mg・50mg・100mg，ジェイゾロフトOD錠25mg・50mg・100mg，インタビューフォーム（2023年1月改訂，第2版）
6）Hicks JK, et al：Clinical Pharmacogenetics Implementation Consortium. Clinical Pharmacogenetics Implementation Consortium（CPIC）Guideline for CYP2D6 and CYP2C19 Genotypes and Dosing of Selective Serotonin Reuptake Inhibitors. Clin PharmacolTher, 98：127-134, 2015
7）Quilichini JB, et al：Comparative effects of 15 antidepressants on the risk of withdrawal syndrome: A real-world study using theWHO pharmacovigilance database. J Affect Disord, 297：189-193, 2022

COLUMN

クリアランスとは

クリアランスは，「ある時間内でそこに含まれる薬物を処理して完全に除去することができる血液量（mL/min，L/hrなど）」を表します。この場合の「除去」には，尿や胆汁中への排泄のほか，代謝により他の化合物（代謝物）に変換する見かけ上の除去も含まれます。例えば，全身クリアランス（CL_{tot}）が3L/hrである薬物では，1時間あたり3Lの血液に含まれる薬物を処理して除去する（ゼロにする）ことができる，という意味になります。この「時間あたりに処理できる血液量」は，線形性を示す薬物では，含まれる薬物の濃度によって変化することはなく，薬物の投与時から処理完了まで，時間によらず同じ値となります。成人の血液量が体重の約8%（体重60kgでは約5L）であることを考えると，CL_{tot}が3L/hrの薬物ではすぐに処理が終わって血中濃度がゼロになるように思いますが，実際はそうはなりません。

多くの薬物は投与されると血液のほかさまざまな組織に広がります。血液中の薬物を除去しても，組織から血液中に染み出て来るため，実際の血液量とCL_{tot}の値を比較するだけでは，処理にかかる時間について述べることはできません。クリアランスで表される「処理できる血液量」は，分布容積（Vd）のうちの容積として考えることができます（図4A）。したがって，CL_{tot}の値が同じでも，Vdが大きい薬物では，全部の処理までに時間がかかることになります（図4B）。

CL_{tot}は「薬物の処理能力」を表すパラメータの一つであり，Vdが同程度の場合は，その値から薬物の消失の変化を推定することができます。しかし，Vdが大きく異なる条件や薬物同士では，CL_{tot}の値だけでは，体内に薬物が滞留する時間や血中濃度の下がり方を直接比較できないので，注意してください。

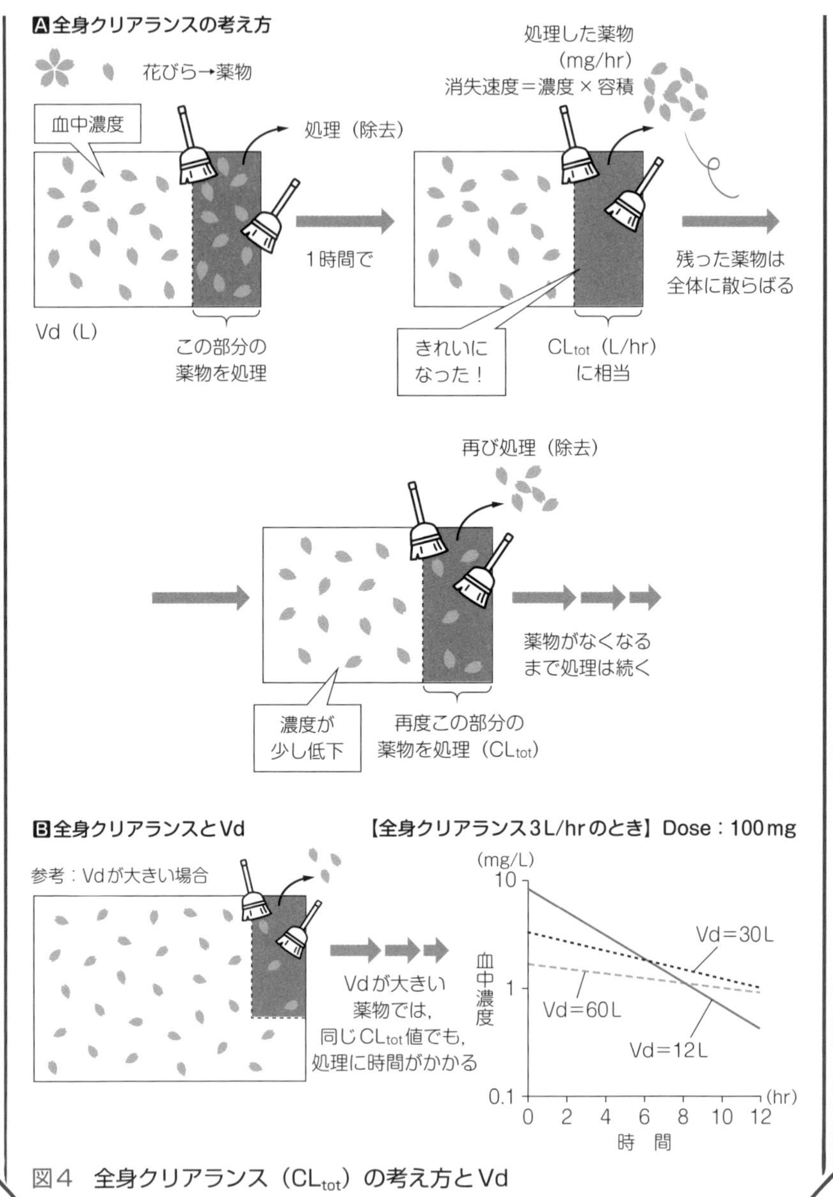

図4　全身クリアランス（CL_{tot}）の考え方とVd

4　相互作用の仕組みを読み解く

key Words

相互作用と血中濃度の変化，代謝阻害，半減期

第４回は，相互作用と血中濃度の変化について取り上げます。併用薬物の特徴や血中濃度の変化から，どのようなパラメータの変化が起きているのか整理していきたいと思います。

一般的に，薬物動態は吸収・分布・代謝・排泄の４つの過程に分けて解説されます。薬物相互作用の多くは代謝の過程によるものであり，そのほとんどがシトクロムP450（CYP）を介したものです。今回は，臨床で最も遭遇しやすい相互作用によるパラメータの変化についてみていきましょう。

Check Points

Step1　読みカタ

- 血中濃度の立ち上がりやT_{max}，C_{max}，AUCの変化を確認する。

Step2　使いカタ

- 相互作用の機序について確認する（推測する）。
- 半減期の延長により代謝の阻害が考えられる場合がある。

Step3　伝えカタ

- 相互作用により，血中濃度がどの程度変化するのかわかるように伝える。
- （データがあれば）薬効や副作用の発現に影響するかどうかも伝える。

CYPを阻害する薬剤との併用で血中濃度はどのくらい上昇するの？

レンボレキサントについて，問い合わせがあった。医師からは「フルコナゾールを使用している患者に睡眠導入薬としてオレキシン受容体拮抗薬のレンボレキサントを処方したいが，相互作用が気になる。同種・同効薬であるスボレキサントもいろいろと相互作用があるから心配」とのことであった。

薬剤師は，添付文書[1]の記載内容をもとに医師へと回答した。

＜用法・用量に関連する使用上の注意＞

CYP3Aを阻害する薬剤との併用により，レンボレキサントの血漿中濃度が上昇し，傾眠などの副作用が増強される恐れがある。CYP3Aを中程度または強力に阻害する薬剤（フルコナゾール，エリスロマイシン，ベラパミル，イトラコナゾール，クラリスロマイシンなど）との併用は，患者の状態を慎重に観察したうえで，本剤投与の可否を判断すること。なお，併用する場合は1日1回2.5mgとすること。

〔エーザイ株式会社：デエビゴ錠2.5mg・5mg・10mg，添付文書（2023年10月改訂，第1版）より〕

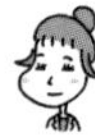

薬剤師：CYP3Aを中程度または強力に阻害する薬剤との併用で血漿中濃度が上昇するため，低用量である2.5mg錠を使用すること，とされています。

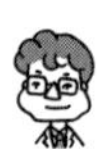

医　師：血漿中濃度は，どのくらい上昇するのですか？

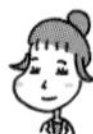

薬剤師：データを確認いたします。〔インタビューフォームの血中濃度データと論文（図1）[2),3)]を確認して…〕えっと……。

A 通常プロット

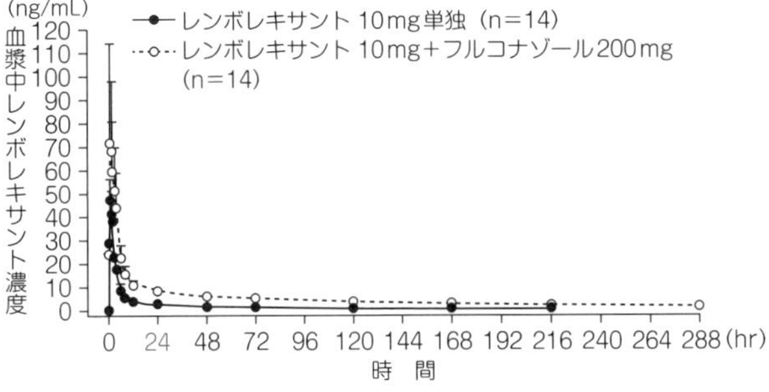

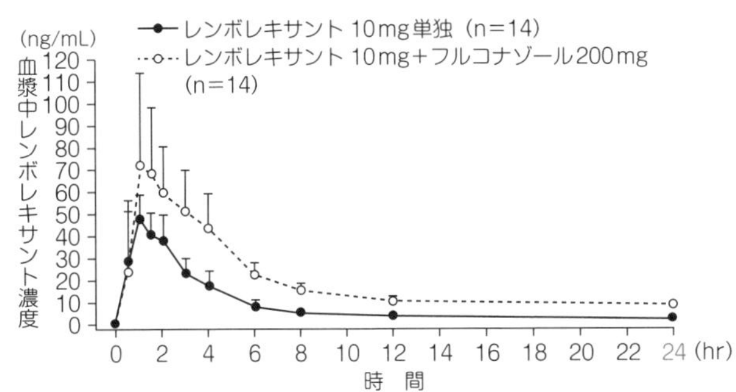

B 片対数プロット

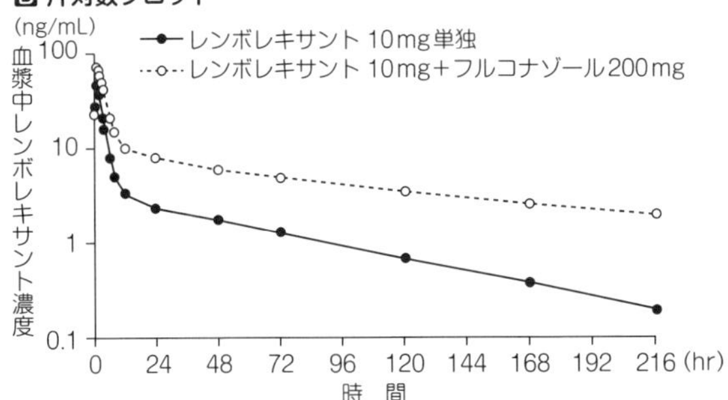

図1　血漿中レンボレキサント濃度－時間プロファイル

〔エーザイ株式会社：デエビゴ錠2.5mg・5mg・10mg，インタビューフォーム（2023年10月改訂，第8版）／Ishani L, et al：Clin Pharmacol Drug Dev, 10：681-690, 2021をもとに筆者作成〕

Step1 読みカタ

レンボレキサントは，覚醒を促進するオレキシンA/Bのオレキシン受容体OX1R/OX2Rへの結合を可逆的に阻害することにより，脳を覚醒状態から睡眠状態へ移行させます。薬物動態に関する情報として，*in vitro*の結果からレンボレキサントの代謝には主にCYP3Aが関与していること，P糖蛋白質（P-gp）に対して弱い基質性を示すこと，乳がん耐性蛋白質（breast cancer resistance protein：BCRP）の基質ではないことが報告されています[2)]。薬物相互作用についてはさまざまありますが，フルコナゾールとの併用によりC_{max}，$AUC_{(0-\infty)}$の幾何平均値の比（併用時/単独投与時）が1.62，4.17となり，レンボレキサントの最終消失半減期は，単独投与時，併用時ではそれぞれ55.4時間，99.5時間と添付文書に記載されています[1)]。

添付文書の記述から，C_{max}は約1.6倍，AUCは約4.2倍になることがわかります。また，消失半減期から消失速度定数（ke）が単独投与時0.0125，併用時0.0070と求められ，併用によりkeが小さくなったことがわかります。

消失速度定数（ke）＝0.693/消失半減期

Step2 使いカタ

レンボレキサントの特徴とフルコナゾールがCYP3Aの阻害薬であることから，代謝過程での相互作用であると判断できます。今回，T_{max}に大きな変化がなく（T_{max}：1時間），半減期が延長したことから消失過程が変化（keが減少）し，AUCが増加したと考えられます。

一方，レンボレキサントは食事の影響を受けやすく，T_{max}が遅延することから効果の発現が遅れる可能性が指摘され（図2）[2)]，食事と同時または食直後の服用は避けることと記載されています。このとき，C_{max}も低下するものの，AUCは大きく変化しておらず，食事によって薬物の吸収量に大きな違いはないと考えられます（PART.1 第2回参照）。食事による吸収量に変化はありませんが，吸収速度が低下することにより，投与後初期の効果の現れ方に影響がみられる事例の一つです。

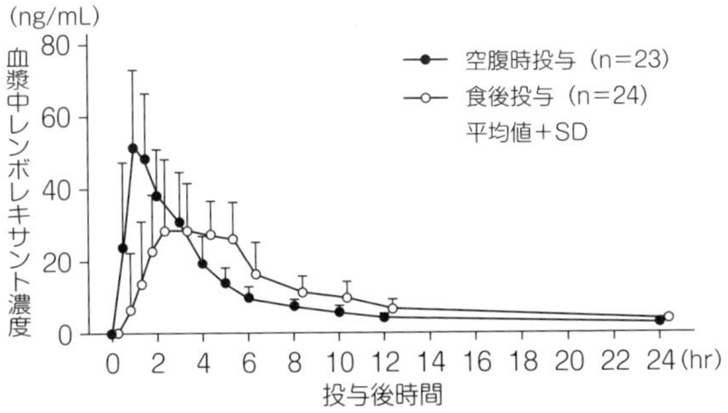

図2　血漿中レンボレキサント濃度推移に及ぼす食事の影響

〔エーザイ株式会社：デエビゴ錠2.5mg・5mg・10mg，インタビューフォーム（2023年10月，第8版）より〕

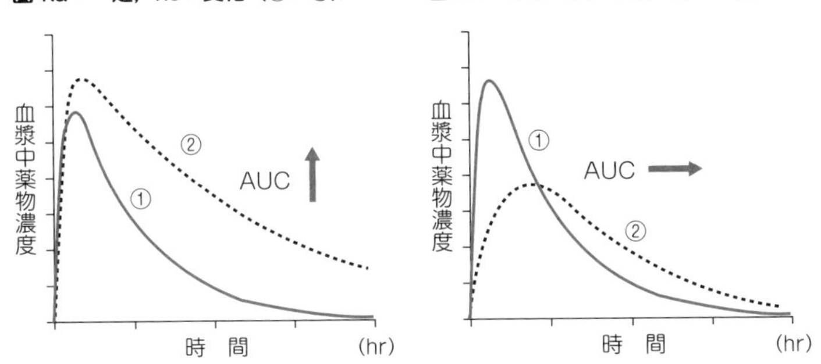

図3　血中濃度推移とAUC，吸収速度定数（ka），消失速度定数（ke）の関係

相互作用によりどのようなパラメータに変化が起き，それがどのように血中濃度に反映されるか考えられるとよいでしょう（図3）。

Step3　伝えカタ

今回のレンボレキサントの例では，第Ⅰ相試験の結果を用いた生理学的薬物速度論（physiologically based pharmacokinetic：PBPK）による解析がなされ，レンボレキサント2.5mgとフルコナゾールの併用時のC_{max}はレンボレキサント5mg単剤と同程度であること，AUCはレンボレキサント10mg単剤と同程度であると予測されています[3)]。これらのことから，レンボレキサントの血漿中濃度は最大投与量の範囲内ではありますが，半減期が延長したことにより，連続的に使用していくと蓄積による濃度の上昇が考えられます。忍容性が高く安全性も高い薬物ですが，併用する場合は患者の状態を慎重に観察していくことが重要です。

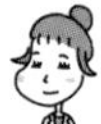

薬剤師：フルコナゾールの併用時では，併用しない場合と比較して，レンボレキサントの最高血中濃度は約1.6倍，半減期が2倍に延長しAUCは約4倍になります。一方，フルコナゾール併用時でも低用量の2.5mg投与では，高用量を投与した場合の血漿中濃度と同程度だと考えられます。

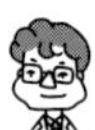

医　師：なるほど。やはり相互作用に注意が必要ですね。

今回，CYP3Aの阻害という最もポピュラーな相互作用を取り扱いました。ただし，CYP3Aで代謝される薬物とその阻害薬が併用されれば相互作用が起き，血中濃度変化が生じるというわけではありません。その薬物の代謝にどの程度CYP3Aが寄与しているかによって影響は変わってきます。

また，レンボレキサントとフルコナゾールは併用注意となっていますが，添付文書で併用注意の記載に関する明確な定義はなく，AUCが1.5倍程度の場合から数十倍になる組み合わせまであります。したがって，影響を受ける薬物の特性も踏まえ，血中濃度変化がどのような臨床的意義をもつのか考える必要があります。相互作用を適切に評価し，薬効や副作用とあわせてマネジメントしていきましょう。

◆ 文　献

1）エーザイ株式会社：デエビゴ錠2.5mg・5mg・10mg，添付文書（2023年10月改訂，第1版）

2）エーザイ株式会社：デエビゴ錠2.5mg・5mg・10mg，インタビューフォーム（2023年10月改訂，第8版）

3）Landry I, et al：Evaluation of the CYP3A and CYP2B6 drug-drug interaction potential of lemborexant. Clin Pharmacol Drug Dev.10：681-690, 2021

5 半減期の読みカタ ～グラフの傾きは1つじゃない!?～

key Words

コンパートメントモデル，半減期，$T_{1/2}\beta$

第5回は，「コンパートメントモデルと半減期」について取り上げます。半減期（$T_{1/2}$）は，馴染みのある薬物動態パラメータの一つですね。皆さんは，添付文書の薬物動態の項で，“$T_{1/2}\beta$”という表記を見たことはありませんか？　ただの“$T_{1/2}$”と同じものと考えてよいのか，少し迷った経験がある方もいると思います。

今回は，くすりの血中濃度推移とコンパートメントモデルの関係や，そのときの半減期の考え方と活用法について整理していきましょう。

Check Points

Step1 読みカタ

- コンパートメントモデルでは，血液中と異なる濃度時間推移を示す組織や部位がある場合には，血液を含む箱（コンパートメント）とは別の箱を仮定し，体を複数の箱にみなして考える。
- 血中濃度推移の片対数グラフには，箱の個数分の直線相が現れる。
- 直線相（α，β，γ相）ごとに半減期が算出できる。

Step2 使いカタ

- $T_{1/2}\beta$は，コンパートメントモデル解析により，血中濃度推移（片対数プロット）の2相目（β相）の傾きから算出した半減期である。
- ノンコンパートメント解析の場合は，2相目の半減期であってもβの添え字は書かれない。
- 定常状態到達時間の推定には最終相の半減期を用いる（半減期の4～5倍）。

Step3 伝えカタ

- $T_{1/2}\beta$の値は，通常の半減期として説明して差し支えない。
- 活用の目的に対して適切な値であるかを確認したうえで，半減期の値を伝えるとよい。

添付文書の半減期の記載が先発品と後発品で異なっている!?

テルビナフィン錠の半減期について研修医から問い合わせがあった。先発品のラミシール®錠から後発品に変更するため添付文書をみていたら，記載されている半減期が大きく違うことに気づいて疑問に思った，とのことであった。

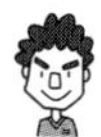

研修医：先発品のラミシール®錠の添付文書[1)]だと半減期は39.9時間と書かれているのに，後発品の添付文書[2)]では約2時間と書かれています（図1）。どういうことでしょうか？　徐放性とか，何か製剤の仕組みが違うのでしょうか？

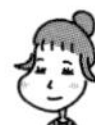

薬剤師：えっ……（先発品と後発品では，生物学的同等性が確認されていて，血中濃度推移は大きく変わらないはずだけど…？）。

A ラミシール®錠125 mgの薬物動態パラメータ

健康成人10例にテルビナフィン125 mgを空腹時または食後に単回経口投与

	T_{max} (hr)	C_{max} (ng/mL)	$AUC_{0\to72}$ (ng・h/mL)	$T_{1/2}\beta$ (hr)
空腹時	2.0±0.4	472±80	2,361±411	30.8±8.1
食　後	2.2±0.3	725±103	3,572±499	39.9±7.1

B テルビナフィン錠125 mg「サンド」の薬物動態パラメータ

テルビナフィン錠125 mg「サンド」と標準製剤を，クロスオーバー法により各1錠を健康成人男子に絶食後単回経口投与

	$AUC_{0\text{-}24hr}$ (ng・hr/mL)	C_{max} (ng/mL)	T_{max} (hr)	$T_{1/2}$ (hr)
テルビナフィン錠125 mg「サンド」	1,616±624	486±180	1.6±0.7	1.9±0.4
標準製剤（錠剤，125 mg）	1,632±696	468±154	1.3±0.3	2.0±0.8

図1　テルビナフィン製剤の添付文書に記載されている薬物動態パラメータ

〔サンファーマ株式会社：ラミシール錠125mg，添付文書（2023年7月改訂，第1版）／サンド株式会社：テルビナフィン錠125mg「サンド」，添付文書（2020年3月改訂，第12版）より作成〕

Step1 読みカタ

アリルアミン系抗真菌薬であるテルビナフィンには，錠剤のほかクリーム剤やスプレー剤があり，外用剤は市販薬としても広く使用されています。錠剤では，先発品であるラミシール®錠をはじめとし，多くの後発品があります。

テルビナフィンは，主にCYP2C9，CYP1A2，CYP3A4など複数のCYPにより代謝を受けて体内から消失します。脂溶性が高く，効果部位である皮膚，爪，毛髪のほか，脂肪や肝臓などさまざまな部位に広く分布するため，分布容積は約25 L/kg（体重あたり）と非常に大きい値を示します[3)]。経口投与後の血中テルビナフィン濃度の時間推移は，図2のように3相性を示すことが報告されています[4),5)]。

体を一つの箱（コンパートメント）とみなした場合，片対数プロットした血中濃度時間推移は直線的に減少します（1-コンパートメントモ

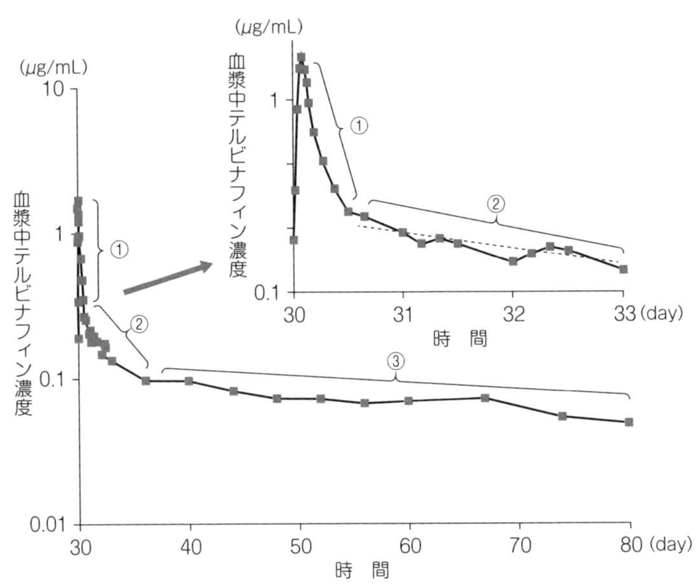

健康成人10名にテルビナフィン250 mg（1日1回）を反復経口投与した時の最終投与（day30）後の血漿中テルビナフィン濃度（平均値）の時間推移を示す（片対数プロット）。図内のグラフは，最終投与後3日間（day30～32）の拡大図。3つの直線相（①～③）があることがわかる。

図2　反復投与後の血漿中テルビナフィン濃度推移

〔Kovarik JM, et al：Antimicrob Agents Chemother, 39：2738-2741, 1995より作成〕

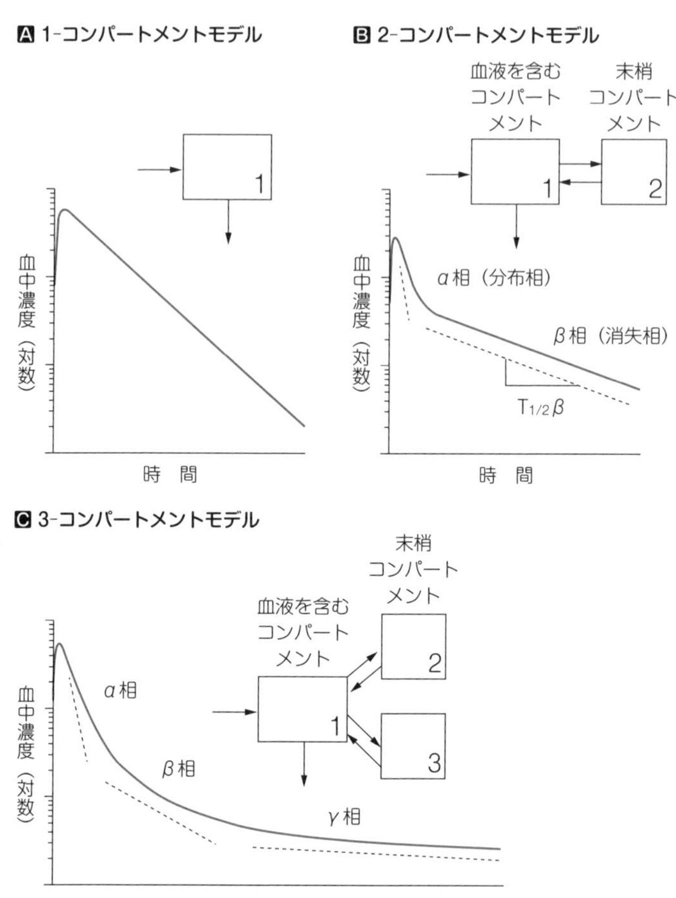

図3　薬物の血中濃度推移とコンパートメントモデル（経口投与後）

デル）（図3A）。一方，血液中と異なる時間推移を示す臓器や部位がある場合には，血液を含む箱とは別の箱を仮定し，体を複数の箱にみなして考えます（2-コンパートメントモデルあるいは3-コンパートメントモデル）。血液からの薬物の減り方はそれぞれの矢印で異なるので，吸収相に続く血中濃度推移の片対数グラフには，箱の個数分の直線相が現れます（図3B，C）。テルビナフィンの場合は，3-コンパートメントモデルで記述できると考えられます。

コンパートメントモデル解析において，これらの直線相は，順にα相，β相，γ相とよばれます。順序の早い相は「分布相」とよばれ，血液中からさまざまな組織へ移行することに伴う血中濃度低下が反映されている部分です。それに対して，最終相が「消失相」となります。多くの薬物で血中濃度推移は1相性あるいは2相性を示しますが，テルビナフィンのように脂溶性が高く，複数の部位に長い時間をかけて非常に蓄積されていくような薬物では3相性を示す場合があります。

薬物の半減期は，片対数プロットの直線の傾きから算出されます。複数の直線相からなる場合には，直線相ごとに半減期が算出できるため，どの部分の半減期が値として示されているかに注意が必要です。今回の2つのテルビナフィン製剤の半減期（図1）も，それぞれ異なる部分から算出された半減期であるため値が異なっていると考えられます。

Step2 使いカタ

ラミシール®錠の添付文書では，半減期として“$T_{1/2}\beta$”と記載されています。$T_{1/2}\beta$とは，コンパートメントモデル解析により，β相の傾きから算出した半減期を示します。ただし，直線相の数にこだわらずに，血中濃度推移の最後の部分の傾きから半減期を求めることも多く（ノンコンパートメントモデル解析），その場合，2相目であってもβの添え字は書かれません。

薬物の血中濃度推移が複数の直線相からなるかどうかは，ある程度長い時間の血中濃度推移を観察する必要があります。図2より，テルビナフィンでは，最終投与後10日間程度観察しないとγ相がみえないことがわかります。血中濃度データの観察期間が短い場合，そこまでのデータから半減期を算出することになります。今回の後発品の血中濃度データは投与後24時間までとα相が主であり，そのため先発品で報告されている$T_{1/2}\beta$よりも小さな値となったと考えられます。

また，半減期の値は，定常状態到達時間の推定に用いられます。消失半減期の4～5倍の時間で，定常状態血中濃度の93%以上にまで到達することが知られています。血中濃度推移が複数の直線相からなる薬物では，定常状態到達時間の推定には最終相の半減期を用います。テルビナフィンの場合は，γ相の半減期です。爪白癬患者における検討では，約10週で定常状態に達すると報告されており[3)]，$T_{1/2}\beta$の値（約40時間）から推定されるものよりも遅くなっています。図2の検討ではγ相の半減期は16.5日と報告されており[5]，その4～5倍の値（66～82.5日）と定常状態到達時間（約10週）が一致していることがわかります。

Step3 伝えカタ

通常α相の半減期は短く，薬物治療において注目したい半減期はβ相以降となります。2-コンパートメントモデルで記述される薬物では，β相の半減期が体内からの薬物の消失を表す消失半減期です。βの添え字があると，添え字のないものと違うのか不安になりますが，$T_{1/2}\beta$の値は，通常の半減期として説明して差し支えありません。ただし，テルビナフィンのように，さらに最終の消失相が隠れている場合には，その最終相の半減期が真の消失半減期となります。真の消失半減期が隠れている場合，定常状態到達時間は，示されている半減期の値から推定される時間とは異なる場合があることに注意が必要です。

今回の例のように，半減期は，血中濃度推移データの観察時間や解析に用いる血中濃度データの範囲などによって値が変わることがあります。医療者が半減期を知りたいケースとしては，体内からの消失や薬効が持続する程度の目安，あるいは定常状態に到達する時間の目安にしたい，などが考えられます。活用の目的に対して適切な値であるかを確認したうえで，半減期の値を伝えるとよいでしょう。

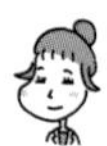

薬剤師：後発品は，先発品と血中濃度推移が同等であることを確かめている医薬品ですので，2つの製剤に大きな違いはありません。後発品に書かれている「標準品」が先発品にあたり，両者の値は同等となっています。

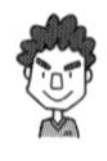

研修医：では，どうして半減期がこんなに違うのですか？

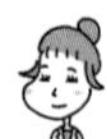

薬剤師：テルビナフィンの血中濃度は，一定の半減期で低下するのではなく，服用後の時間によっていくつかの半減期があることが知られています。ラミシール®錠では，2つ目のβ相の半減期が示されています。一方，後発品の半減期は1つ目の相の半減期が反映された値となっており，そのため2つの値が異なっていると

考えられます。

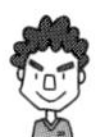

研修医：たしかに，先発品では$T_{1/2}\beta$と添え字が書かれていますね。それぞれ異なる部分の半減期なのですね。

今回はテルビナフィンを例に半減期の考え方について整理しました。テルビナフィンでは，$T_{1/2}\beta$の値が示されていましたが，薬物によっては$T_{1/2}\alpha$や$T_{1/2}\gamma$の記載があるものもあります。それぞれ，α相，γ相の傾きから求められた半減期です。血中濃度推移グラフがある場合には参考にして，それぞれどの部分の半減期なのかを理解したうえで，値を活用しましょう。

◆ 文　献

1）サンファーマ株式会社：ラミシール錠125mg，添付文書（2023年7月改訂，第1版）

2）サンド株式会社：テルビナフィン錠125mg「サンド」，添付文書（2020年3月改訂，第12版）

3）サンファーマ株式会社：ラミシール錠125mg，インタビューフォーム（2021年10月改訂，第13版）

4）Debruyne D, et al：Pharmacokinetics of antifungal agents in onychomycosis. Clin Pharmacokinet, 40：441-472, 2001

5）Kovarik JM, et al：Multiple-dose pharmacokinetics and distribution in tissue of terbinafine and metabolites. Antimicrob Agents Chemother, 39：2738-2741, 1995

COLUMN

上向きに膨らんだ血中濃度推移グラフと非線形動態

図4は，前立腺肥大症治療薬であるデュタステリドを単回経口投与したときの血漿中濃度推移です（アボルブカプセル0.5mgインタビューフォーム[1)]）。グラフの横軸から，体内からの消失が非常に遅い薬物であることがわかります。その血中濃度推移は，2相目の終末部分が上向きに膨らんでいる特徴的なかたちをしています。これは，デュタステリドが非線形動態を示すことに関係しています。

線形動態を示す薬物では，薬物の投与時から体内からの処理が終わるまで，そのクリアランスは一定の値を示します。しかし，非線形性動態を示す薬物では，薬物の濃度によってクリアランスが変化します。上昇型の非線形動態を示す薬物では，投与後の時間経過とともに血中濃度が低下すると，それに伴いクリアランスが増加し，体内からの薬物の処理

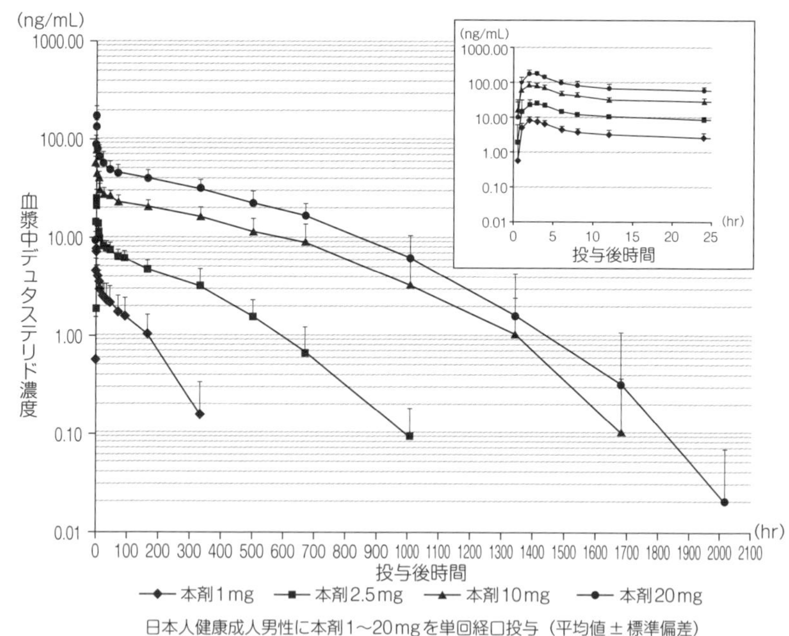

図4　血漿中デュタステリド濃度推移

〔グラクソ・スミスクライン株式会社：アボルブカプセル0.5mg，インタビューフォーム（2023年10月改訂，第11版）より作成〕

が速く進むようになります。つまり，だんだんと半減期が短くなっていきます。図5のように，片対数グラフでは，薬物の消失相において，徐々に半減期が短くなると，上向きに膨らんだカーブを描くことがわかります。

このようなグラフは，血中濃度低下に伴うクリアランスの増加を観察できる十分な投与後経過時間まで血中濃度推移を測定しているときにみられます。血中濃度推移の観察期間が短い場合には，グラフには顕著に現れません。図4の図内グラフは投与後24時間までのものですが，投与後24時間まででは上向きに膨らんだグラフとなっていないことがわかります。また，縦軸が通常スケールの血中濃度推移グラフだと上向きの膨らみは判別しにくいです。

非線形性を示す薬物の血中濃度推移グラフでいつでもみられるわけではありませんが，このような終末相が上向きに膨らんだグラフをみかけた際には参考にしていただければと思います。

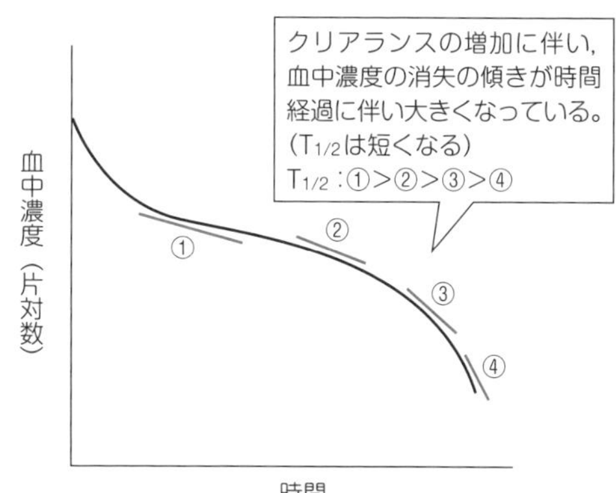
クリアランスの増加に伴い，
血中濃度の消失の傾きが時間
経過に伴い大きくなっている。
（$T_{1/2}$は短くなる）
$T_{1/2}$：①>②>③>④
血中濃度（片対数）
①
②
③
④
時間

図5　非線形薬物におけるクリアランス増加と血中濃度推移グラフのイメージ

◆ 文　献

1）グラクソ・スミスクライン株式会社：アボルブカプセル0.5mg，インタビューフォーム（2023年10月改訂，第11版）

6　先発品と後発品の血中濃度推移の比べカタ

Key Words

先発医薬品，後発医薬品，生物学的同等性，血中濃度推移データの違い

ここまで，くすりの血中濃度推移やその変化の読みカタについて確認してきました。第6回は，血中濃度推移の読みカタ・使いカタの最後として，前項（第5回）でも一部触れましたが，先発医薬品（先発品）と後発医薬品（後発品）の血中濃度推移について取り上げます。先発品と後発品では生物学的同等性が保証されていることはわかっているものの，それぞれの添付文書に記載されている血中濃度推移データの違いに疑問を感じたことがある方もいると思います。

今回は，先発品と後発品の血中濃度推移データをみるときの一般的な注意点について確認していきます。

Check Points

Step1　読みカタ

- 経口製剤の後発品の生物学的同等性試験では，血中濃度推移を測定してバイオアベイラビリティ（生物学的利用能）が同等であることを評価する。
- バイオアベイラビリティには「量」と「速さ」の2つの観点があり，それぞれ「血中濃度－時間曲線下面積（AUC）」と「最高血中濃度（C_{max}）」を同等性評価の指標とする。
- 生物学的同等性試験の結果は，後発品の添付文書やインタビューフォームに記載されている。

Step2 使いカタ

- 後発品の動態データは，先発品の添付文書などに記載されているものとは異なる条件・異なる被験者におけるデータであることに注意が必要である。
- 安易に先発品と後発品の添付文書の血中濃度推移や動態パラメータをそのまま比較することはせず，後発品の添付文書に記載されている生物学的同等性試験のなかでの比較に留めるのがよい。
- 先発品と後発品の添付文書のデータ同士を見比べ，異なる試験による違いを確認したうえで後発品のデータを活用してもよいが，投与量や記載されているパラメータの違いに注意する。

Step3 伝えカタ

- 同等性の指標とされている血中濃度推移のAUCやC_{max}および製剤からの薬物の溶出挙動は許容範囲内であることを理解したうえで対応していく。
- 後発品に対する「疑いの目」を持ち過ぎず，比較してよいデータ同士かどうかを確認したうえで回答する。
- 臨床効果に影響を与える要因の変化の有無も確認していくことで，先発品・後発品の切り替えに伴う変化の理解に役立つ。どのような影響要因があるかについては，先発品の情報を確認する。

先発品と後発品で添付文書のT_{max}の記載が異なる!?

プランルカストの後発品について医師から問い合わせがあった。花粉症の鼻づまりに対してプランルカストを処方していた患者から，先発品のオノン®カプセルから後発品に変更したら効き目がよくなった気がすると言っていた，とのことであった。

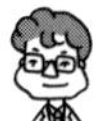

医　師：一般に，先発品と後発品では薬物の吸収量は変わらないと聞いています。プランルカストの後発品は先発品よりも速く吸収されるなど，何か吸収のされ方に違いがあるのでしょうか？

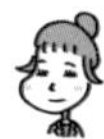

薬剤師：データを確認いたします。

……それぞれの添付文書の血中濃度推移データ（図1）[1),2)]を確認。

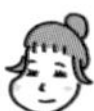

薬剤師：……〔T_{max}は，オノン®カプセルでは5.2hr[1)]で，後発品は2.9hr[2)]と短くなっているから，後発品は吸収が速いと考えてよいのかな…？)〕。

A 健康成人5例に225mgを食後に単回経口投与

B プランルカストカプセル112.5mg「サワイ」と標準製剤を健康成人男子にそれぞれ1カプセル（プランルカスト水和物として112.5mg）空腹時単回経口投与（クロスオーバー法）

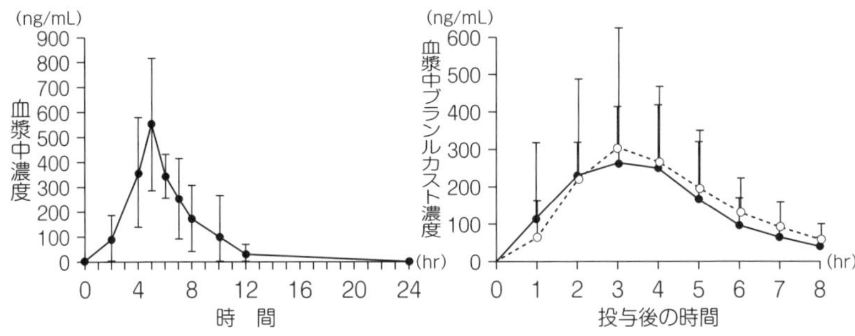

—●— プランルカストカプセル112.5mg「サワイ」
··○·· 標準製剤（カプセル，112.5mg）

Mean±S.D.（n=24）

T_{max} (hr)	C_{max} (ng/mL)	$AUC_{0-\infty}$ (ng・hr/mL)	$T_{1/2}$ (hr)
5.2±1.1	642.3±151.0	2348.7±471.3	1.15±0.13

平均値+標準偏差

	C_{max} (ng/mL)	T_{max} (hr)	$T_{1/2}$ (hr)	AUC_{0-8hr} (ng・hr/mL)
プランルカストカプセル112.5mg「サワイ」	366 ±230	2.9 ±0.9	1.8 ±0.5	1216±649
標準製剤（カプセル，112.5mg）	372 ±309	3.4 ±1.1	1.8 ±0.5	1313±1054

(Mean±S. D.)

〔小野薬品工業株式会社：オノンカプセル112.5mg，添付文書（2022年2月改訂，第1版）より〕

〔沢井製薬株式会社：プランルカストカプセル112.5mg「サワイ」，添付文書（2012年1月改訂，第4版）より〕

図1　プランルカスト（先発品，後発品）の添付文書に記載されている血中濃度推移と薬物動態パラメータ

Step1 読みカタ

プランルカストは，気管支ぜんそくやアレルギー性鼻炎に用いられるロイコトリエン受容体拮抗薬です。カプセル剤のほか，小児用としてドライシロップもあります。また，複数の後発品が発売されています。

後発品は，先発品と治療学的な同等性が保証されている製品です。通常，経口製剤の後発品の生物学的同等性試験（bioequivalence studies：BE試験）では，経口製剤の溶出挙動の同等性先発品と後発品の血中濃度推移を測定してバイオアベイラビリティ（生物学的利用能）が同等であることを評価します[3)]。また，経口製剤の溶出挙動の同等性についても確認します。投与された薬物の体での利用のされ方（バイオアベイラビリティ）には「量」と「速さ」の2つの観点があり，それぞれ「血中濃度－時間曲線下面積（AUC）」と「最高血中濃度（C_{max}）」を指標として同等性を評価します（図2）。通常，T_{max}は参考パラメータですが，その違いが医薬品の臨床的有用性に影響を与える可能性がある場合には，

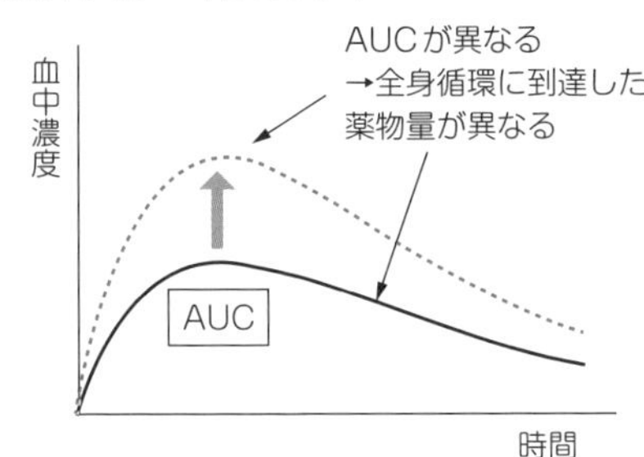

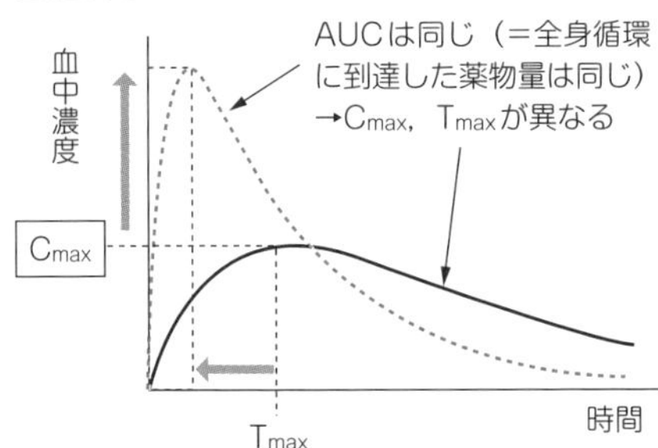

図2　量的バイオアベイラビリティと速度的バイオアベイラビリティ

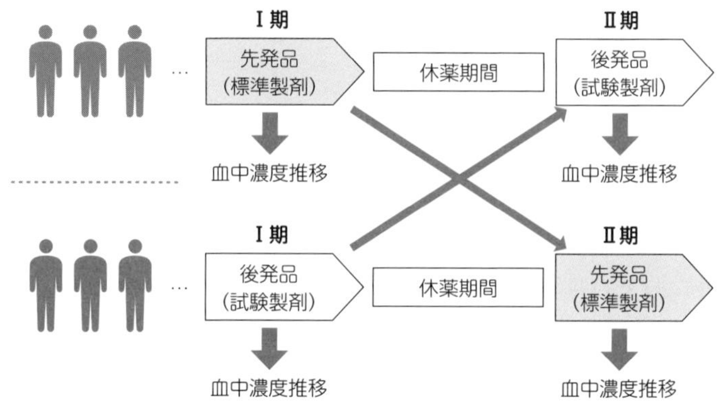

被験者を2群に分け，先発品と後発品をそれぞれ順番を入れ替えて投与する

図3　後発品の生物学的動態試験の概略（クロスオーバー法）

T_{max}も同等性評価の対象とすることになっています。

生物学的同等性試験は，原則としてクロスオーバー法で行われます。後発品開発時に，先発品と後発品を同じ被験者に休薬期間を挟んで投与し，その血中濃度推移を比較します（図3）。したがって，生物学的同等性試験の結果は，後発品の添付文書やインタビューフォームのみに記載されています。図1の後発品の添付文書には，後発品と標準製剤のデータが記載されています。この標準製剤が生物学的同等性試験における先発品のデータであり，指標となるAUCとC_{max}は後発品（試験製剤）と同程度であることがわかります。なお，先発品のAUCやC_{max}を100%としたときの後発品の比率%（後発品/先発品）の平均値（90%信頼区間）がともに80〜125%にあるとき，先発品と後発品は生物学的に同等であるとされています（対数変換値で正規分布する場合）[3]。

Step2　使いカタ

このように，後発品の添付文書に記載されている血中濃度推移や動態パラメータは，先発品の添付文書などに記載されているものとは異なる条件・異なる被験者における試験で得られたデータであることに注意が必要です。特に経口投与の場合，薬物の特性によっては，実験条件や被験者によって血中濃度推移が変動しやすい場合があります。図1においても，先発品の添付文書ではT_{max}の平均値は5.2hrですが，後発品の添付文書の標準製剤（先発品）では2.9hrと大きく異なっています。プランルカストは溶解性が低く，吸収に遅れ（ラグタイム）がみられる[4]など，消化管からの吸収が変動しやすい薬物です。食事の影響を受けることが知られており[4),5)]，図1の両試験の投与タイミング（食後あるいは空腹時）もT_{max}の違いに影響していると考えられます。実際，添付文書には，生物学的同等性試験データともに「血漿中濃度ならびにAUC，C_{max}などのパラメータは，被験者の選択，体液の採取回数・時間などの試験条件によって異なる可能性がある」と注釈がつけられています[1),2)]。

したがって，先発品と後発品の血中濃度推移や動態パラメータを比較するときは，安易に先発品と後発品の添付文書のデータをそのまま比較することはせず，後発品の添付文書に記載されている生物学的同等性試験のなかでの比較に留めましょう。あるいは，まず先発品のデータ同士を見比べ，異なる試験による違いを確認したうえで後発品のデータを活用することもよいでしょう。その際，前項でも触れましたが，記載されている動態パラメータの詳細が異なる場合がありますので注意しましょう。実際，図1では，先発品の動態試験と後発品の生物学的同等性試験では1回投与量が異なりますし，AUCについても先発品の添付文書では$AUC_{0-\infty}$（無限大時間までのAUC）であるのに対し，後発品の添付文書ではAUC_{0-8hr}（投与後8時間までのAUC）となっています。

Step3 伝えカタ

先発品と後発品の違いについては，問い合わせを受けることも多いと思います。後発品は先発品と生物学的に同等であることを確認されている製品です。したがって，同等性の指標とされている血中濃度推移のAUCやC_{max}および製剤からの薬物の溶出挙動は許容範囲内であることを理解したうえで，問い合わせに対応していくことになります。ただし，先発品の添付文書の動態データと後発品のデータをただ見比べるだけでは，誤ったデータ解釈を伝えてしまうおそれがあります。後発品に対する「疑いの目」を持ち過ぎず，比較してよいデータ同士かどうかを確認したうえで回答するようにしましょう。また，生物学的同等性試験において，同等性の指標とされていないT_{max}の違いが気になるところで

表1　オノン®カプセルにおける食事タイミング（絶食，食前，食後）による影響

健康成人男子3例に300mgを絶食時，食前（30分），食後（30分）に単回経口投与した。食後投与ではT_{max}の遅延，C_{max}およびAUCの増加が認められた。

	T_{max} (hr)	C_{max} (ng/mL)	$AUC_{0-\infty}$ (ng・hr/mL)	$T_{1/2}$ (hr)
絶食時 (300mg)	3.0±1.0	427.2±45.8	1464.5±167.5	1.13±0.28
食前投与 (300mg)	1.3±0.6	667.7±210.1	1650.7±510.4	1.09±0.05
食後投与 (300mg)	5.3±0.6	691.3±110.6	2206.5±428.7	1.46±0.12

平均値±標準偏差

〔小野薬品工業株式会社：オノンカプセル112.5mg，インタビューフォーム（2022年2月改訂，第12版）〕

すが，溶出挙動が類似していれば，同じ試験条件においてはある程度同等となると考えられます。上述したように，臨床効果に影響する可能性がある薬物ではT_{max}の同等性も確認されています。

今回の例では，生物学的同等性試験[2)]で，先発品と後発品のT_{max}は2.9±0.9hrおよび3.4±1.1hrと，平均値とばらつきから考えて大きな違いはみられていません（図1）。したがって，医師が気にしている「吸収の速さ」についてはそのように回答することになります。そもそも，プランルカストは継続して服用することで臨床効果をもたらす薬物ですので，少々のT_{max}の変動はあまり治療には影響しないと考えられます。

患者が何らかの違いを感じているようですが，血中濃度推移変化についていえば，先発品と後発品の違いというより，食事などによる吸収量の変動による可能性も考えられます（**表1**）[4)]。先発品・後発品の切り替え時期に何らかの変化があると製品の違いによる影響かと思いがちですが，影響を与えるその他の要因の変化の有無も確認していくことで，製品切り替えに伴う変化の理解に役立ちます。食事による影響や特定の疾患の患者における変化など，生物学的同等性試験以外の動態データは先発品の添付文書やインフォビューフォームで得ることができます。患者が後発品を使用している場合でも，先発品の情報を確認するようにしましょう。

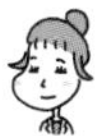

薬剤師：データを確認しましたが，先発品と後発品でT_{max}に大きな違いはありません。また，ご指摘のように，後発品は吸収される薬物の量は同等ですので，特に吸収のされ方に大きな違いはないと考えます。

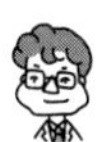

医　師：そうですか…。じゃあ，患者さんの気のせいですかね。

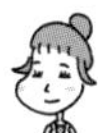

薬剤師：プランルカストは，食事の影響で吸収が変動することが知られています。お食事と薬物の服用について何かお話はあったでしょうか？

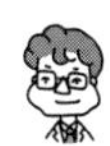

医　師：うーん…。前は忙しくて食事を摂らずに薬物だけ飲むことも多かったけど，最近は生活も落ち着いてしっかりご飯を食べてます，と言ってたよ。

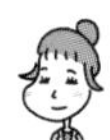

薬剤師：プランルカストは，食後服用のほうが多く吸収されることが知られていますので，もしかしたらその影響かもしれませんね。

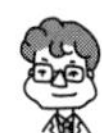

医　師：なるほど。後発品へ切り替えたからではなく，他の要因によるものかもしれないということですね。

先発品から後発品の変更時に，「同じ成分で，外見や価格が異なるだけです」と説明しながらも，本当に血中濃度推移は同じかと確認したくなることもあると思います。そのような時には，お話した注意点に留意しながら動態データを確認していただければと思います。なお，このようなヒトに薬物を投与して比較する後発品開発時の生物学的同等性試験は，血管内に直接投与する水溶性注射剤など，剤形によっては行わなくてもよい場合があります[3)]。健康被験者への薬物の曝露や開発時間などの面から，現在，薬物の物性（溶解性，膜透過性）によっては溶出挙動や添加剤の類似性を確認することでヒト生物学的同等性試験を免除する(バイオウェーバー) ことについて議論がすすめられています[6)]。

次回からは，「くすりの動態パラメータの読みカタ・使いカタ」として，よくみかけるものの，改めて意味を聞かれると少し考えてしまうような動態パラメータとその活用について確認していきたいと思います。

◆ 文　献

1）小野薬品工業株式会社：オノンカプセル112.5mg，添付文書（2022年2月改訂，第1版）
2）沢井製薬株式会社：プランルカストカプセル112.5mg「サワイ」，添付文書（2012年1月改訂，第4版）
3）後発医薬品の生物学的同等性試験ガイドライン，厚生労働省医薬・生活衛生局医薬品審査管理課長通知，薬生薬審発0319第1号（令和2年3月19日付改正）
4）小野薬品工業株式会社：オノンカプセル112.5mg，インタビューフォーム（2022年2月改訂，第12版）
5）Keam SJ, et al：Pranlukast：a review of its use in the management of asthma. Drugs, 63：991-1019, 2003
6）Biopharmaceutics Classification System（BCS）に基づくバイオウェーバーガイドライン，厚生労働省医薬・生活衛生局医薬品審査管理課長通知，薬生薬審発1225第13号（令和2年12月25日付）

PART.2

くすりの動態パラメータの読みカタ・使いカタ

7 分布容積を理解する

key Words

分布容積，組織移行性（蓄積性），体液容積

PART.2 くすりの動態パラメータの読みカタ・使いカタの第1回は，分布容積について取り上げます。くすりが分布している容積を示していそうですが，なんとなくわかるようなわからないようなパラメータです。身体の容積よりもはるかに大きな値をとることもあるため，不思議に感じてしまうこともあるかと思います。

今回，分布容積からどのようなくすりの特徴がわかるのか，確認していきましょう。

Check Points

Step1 読みカタ

- 分布容積について単位を含めて確認する（単位にはLとL/kgがある）。

Step2 使いカタ

- 分布容積の大小から，どの程度組織に移行するのか推測する。

Step3 伝えカタ

- 組織への移行性とそれによって血中濃度にどのような影響があるのか伝える。

血液透析で除去できないのはなぜ？

ジゴキシンについて，医師から問い合わせがあった。「ジゴキシンは主に腎排泄される薬物だったと思うけど，どうして血液透析で除去できないのか」とのことであった。

薬剤師は，以下のインタビューフォームの記載内容をもとに医師に回答した。

7．透析等による除去率

(2) 血液透析　血液透析を平均10 mL/分で行ったとき，透析液中に回収されたジゴキシンは平均3％に満たなかった。

(3) 直接血液灌流　4時間血液灌流を行っても投与量ないしはその生体が保有しているジゴキシン量の1～4％以上は除去することができないとの報告もあるが，平均160 mL/分で，30分の血液灌流により51％，2時間半で83％が除去されるという報告（イヌ）もある。

13．過量投与

1．急性中毒の治療

血液透析（HD）によってジゴキシンは除去できないが，高カリウム血症の存在するときは適応となる場合がある。血液灌流（DHP）は過量投与後早期では有用な例があるかもしれないが，強心配糖体がいったん体組織に分布してしまえば有用性に限界がある。

〔太陽ファルマ株式会社：ジゴシン錠0.125 mg・0.25 mg，インタビューフォーム（2018年5月改訂，第14版）より〕

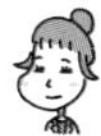
薬剤師：インタビューフォームを確認するとまったく除去できないわけではありませんが，血液透析の有効性は高くないようです。

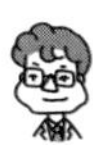
医　師：透析で除去できない理由はなんだろう。

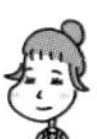
薬剤師：……（ジゴキシンは分布容積が大きい薬物だったけど関係があるのかな……）。

Step1　読みカタ

ジゴキシンの分布容積は9.51L/kgであり[1)]，体重70kgのヒトでは約670Lとなります（分布容積の単位には「L」あるいは「L/kg」がありますので注意しましょう）。

分布容積は，薬物が血漿中濃度と同じ濃度で全身に移行すると仮定した場合に体内の全薬物量を含有するのに必要な容積です。式で表すと，「分布容積＝総薬物量/血漿中濃度」となります。したがって，同じ量の薬物を投与した場合，分布容積が大きい薬物の血漿中濃度は低く，分布容積が小さい薬物の血漿中濃度は高いということになります。分布容積は，薬物の組織移行性を把握するのに有用であり，薬物の代謝や排泄の受けやすさを考える際に重要となります。

Step2　使いカタ

平均的な体格の成人では体重の約60%が水，すなわち体液です。体液は細胞の内外に存在し，細胞内液と細胞外液にそれぞれ分けることができます。さらに細胞外液は，血漿と間質液に分けられます。体重70kgのヒトの平均的な各種体液の容積は図1のようになっています。体内の薬物は，基本的にこれらのどこかに存在しています。分布容積が小さい薬物では血漿中濃度が高くなるわけですから，体のなかの薬物のほとんどが血漿中に存在することになります。分布容積が全体液量にほぼ等しい薬物は，全体液に均等に薬物が分布していると考えられます。分布容積が大きい薬物では血漿中濃度が低くなるということなので，細胞内，すなわち細胞の集合体である組織に薬物が移行し，蓄積されていることになります。

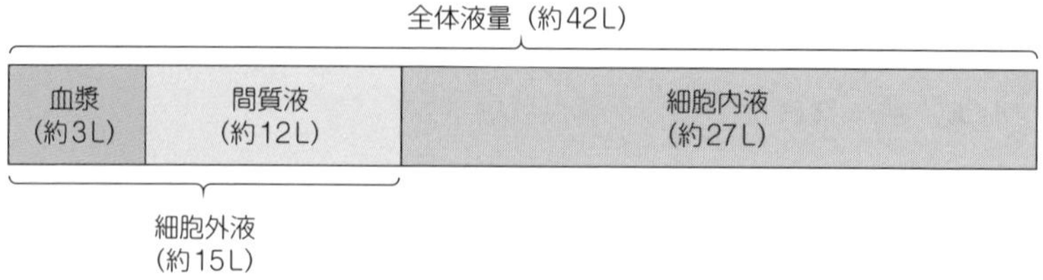

図1　体重70kgのヒトでの平均的な各種体液容積

分布容積は，全身クリアランスとともに，半減期を規定する要因になっています。1-コンパートメントモデルでは，分布容積（Vd），全身クリアランス（CL_{tot}），消失速度定数（ke）および$T_{1/2}$の関係は下記の式のようになっています。分布容積が大きな薬物は，半減期が長くなることがわかります。

$$CL_{tot} = Vd \times ke = \frac{Vd \times 0.693}{T_{1/2}} \quad \text{変形して} \quad T_{1/2} = \frac{Vd \times 0.693}{CL_{tot}}$$

ジゴキシンの分布容積は9.51 L/kg（体重70 kgでは約670 L）なので，全体液量をはるかに上回っています。このことからジゴキシンは組織に移行し蓄積されていると推測されます。さらにジゴキシンの半減期が35～48時間と長いのは，分布容積が関係しているということが理解できます。

ここでジゴキシンを除去するために血液透析が有効でない理由を考えてみます。ジゴキシンの血漿中濃度（定常状態を仮定）を1.0 ng/mL，分布容積を670 Lとすると，体内のジゴキシン量は670 μgとなります。血漿の容積を3 Lとすると血漿中のジゴキシン量は3 μgなので，血漿中のジゴキシンすべてを除去できたとしても体内のジゴキシン量の1%にも及びません。血液透析直後に血漿中濃度の低下を認めても，組織中のジゴキシンが血漿中に移行しリバウンド現象が起きると考えられます。実際，ジゴキシンの投与が中止されているにもかかわらず，血液透析により一度低下したジゴキシンの濃度が上昇しているケースが報告[2)]されています（図2）。

Step3 伝えカタ

分布容積という概念は，薬物動態学に慣れていないといま一つピンとこないかもしれません。分布容積を組織への移行性と変換して伝えるとよいでしょう。また，分布容積の大きな薬物は組織内に蓄積しやすく，血中濃度もなかなか低下しないことから，慎重に投与していく必要があることをあわせて伝えるのが望ましいでしょう。

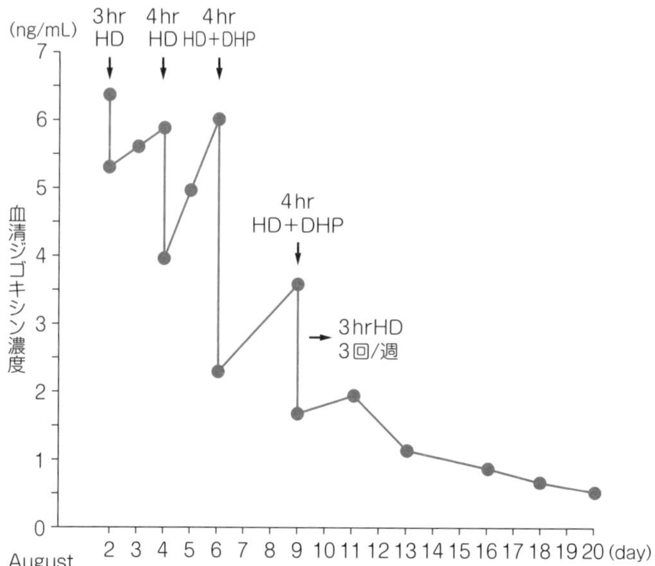

HD：血液透析，DHP：直接血液灌流

図2　血清ジゴキシン濃度に及ぼす血液透析と直接血液灌流の影響

〔Kaneko T, et al：Nephrol Dial Transplant, 16：195-196, 2001 より〕

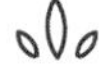

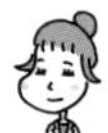

薬剤師：体のなかのジゴキシンの多くは各臓器に移行していて，血液中には1％もありません。透析などによって除去しても各臓器からジゴキシンが血液中に移行してきてしまうため，血中濃度はなかなか低下しません。

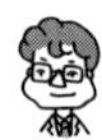

医　師：なるほど。そういった特徴のある薬物なのですね。

今回，分布容積の大きな薬物として最初に思い浮かぶであろうジゴキシンを取り扱いました。ジゴキシンは比較的極性が高く，吸収されたジゴキシンの大部分が未変化体として尿中に排泄されます。一般的に分布容積が大きい薬物は，脂溶性が高く，代謝をされやすいものが多いです。ジゴキシンの分布容積が大きい理由は，組織内の蛋白質と結合しやすいことが考えられます。

分布容積を理解し，薬物の特徴を捉え，薬効や副作用マネジメントに役立てましょう。

◆ 文　献

1) 太陽ファルマ株式会社：ジゴシン錠0.125mg・0.25mg，インタビューフォーム（2018年5月改訂，第14版）
2) Kaneko T, et al：Successful treatment of digoxin intoxication by haemoperfusion with specific columns for beta2-microgloblinadsorption（Lixelle）in a maintenance haemodialysis patient. Nephrol Dial Transplant, 16：195-196, 2001

8 似て非なるCLとCL/F

key Words

経口クリアランス，見かけの分布容積，バイオアベイラビリティ

第2回は，経口クリアランス（CL/F）と見かけの分布容積（Vd/F）について取り上げます。添付文書や論文でもみかける動態パラメータですが，“/F”を飾り文字のようにみなして，CLやVdと同じものと考えてしまっていませんか？

今回は，薬剤師と薬学部実習生との会話を通して，CL/F，Vd/Fの意味とCL，Vdとの違い，考え方の注意点について整理していきましょう。

Check Points

Step1 読みカタ

- CL/Fは，クリアランス（CL）をバイオアベイラビリティ（F）で除したもので，「見かけのクリアランス」や「経口クリアランス」などとよばれる。
- CL/Fは，経口投与時の投与量（D_{po}）とAUC_{po}を用いて算出される（$CL/F = D_{po}/AUC_{po}$）。
- Vd/Fは，CL/Fを消失相の傾きで除した値であり，「見かけの分布容積」などとよばれる。

Step2 使いカタ

- CL/Fは，相互作用など同一投与量におけるAUC_{po}変動の程度を示すことに用いられるが，CLとFのいずれの変動によっても値が変化するため，解釈には注意が必要である。

Step3　伝えカタ

- CL/FやVd/Fは，全身クリアランスや分布容積とは値が異なる。
- Fが高い（Fが1に近い）場合は，CL/F，Vd/FとCL，Vdの値の違いは少なくなるが，パラメータとしては区別して伝えるべき。
- CL/Fの変化は，クリアランスの変化を表現しているように思われがちであるため，伝え方に注意する。

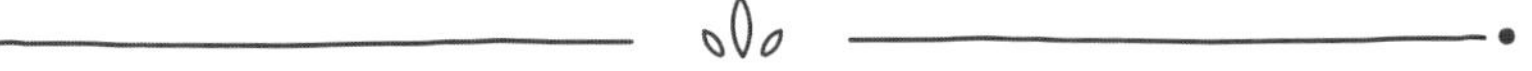

プレガバリンの添付文書に記載されたCL/FとVd/F

腎機能低下患者に対してプレガバリンを投与するときの注意点を理解してもらうため，薬学部実習生にプレガバリンの動態学的特徴を調査してもらった。

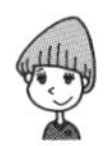

実習生：先発品のリリカ®カプセルの添付文書[1)]には，プレガバリンのクリアランスは5L/hr程度，分布容積は約40Lで尿中未変化体排泄率は90%前後と書かれていました（表1）。腎排泄型の薬物だと思います。

表1　プレガバリン製剤の添付文書に記載されている薬物動態パラメータ

日本人健康成人に，プレガバリン50，100，200，250および300mg（各投与量6例）を絶食時に単回経口投与した。

投与量 (mg)	C_{max} (μg/mL)	T_{max} (hr)	$AUC_{0-\infty}$ (μg・hr/mL)	$T_{1/2}$ (hr)	CL/F (L/hr)	Vd/F (L)	Ae (%)
50	2.03 (0.40)	0.67 (0.26)	10.7 (1.1)	5.98 (0.65)	4.72 (0.44)	40.6 (4.9)	83.9 (5.4)
100	3.56 (0.67)	0.75 (0.27)	20.4 (1.3)	5.66 (0.59)	4.93 (0.35)	40.3 (6.4)	95.0 (2.7)
200	6.35 (0.73)	1.00 (0.32)	43.2 (3.0)	5.93 (0.32)	4.64 (0.32)	39.7 (2.7)	91.8 (2.6)
250	7.18 (1.43)	1.17 (0.52)	49.2 (6.1)	5.57 (0.72)	5.15 (0.61)	41.0 (3.8)	95.6 (4.4)
300	8.25 (1.36)	1.08 (0.38)	61.7 (6.3)	5.80 (0.62)	4.91 (0.52)	40.9 (4.3)	97.7 (7.3)

絶食時投与，各6例，平均値（標準偏差）

〔ヴィアトリス製薬株式会社：リリカカプセル・OD錠，添付文書（2023年7月改訂，第4版）より〕

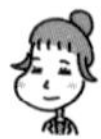

薬剤師：そうだね。腎機能が低下している患者さんでは用法・用量の調節が必要となるんだ。

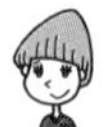

実習生：はい。クレアチニンクリアランス（CCr）ごとの用法・用量の表がありました。あの…，調べていて気づいたのですが，表に書かれているクリアランスや分布容積はCL/FやVd/Fと，"/F" がついていました。これは，全身クリアランスや分布容積と考えてよいのでしょうか？　動態の講義で少し学習したような気もするのですが……。

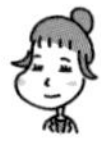

薬剤師：あぁ…それは…（えっと…，同じでよかったっけ？）。

Step1　読みカタ

プレガバリンは，神経障害性疼痛や線維筋痛症に伴う疼痛に適応を有する疼痛治療薬です。電位依存性カルシウムチャネルの補助サブユニットである$\alpha_2\delta$蛋白と結合することで鎮痛作用を発揮します。γ-アミノ酪酸の誘導体であり，水溶性が高く，血漿蛋白質にはほとんど結合しないことが知られています[1),2)]。経口投与後，主として尿中に未変化体として排泄されます。腎機能低下時には，CCrに応じて半減期の延長とAUCの増加がみられるため，1回投与量と投与間隔の調節を行います。

ここで，薬学部実習生より質問のあったCL/Fについて確認しておきましょう。CL/Fは，「経口クリアランス」や「見かけのクリアランス」などとよばれるパラメータです。この場合，CLは全身クリアランス，Fはバイオアベイラビリティ（生物学的利用能）です。

通常，全身クリアランスであるCLは，体に入った（循環血液中に到達した）薬物の量をそのときのAUCで除することで求められます。静脈内投与のときには，静注投与量（D_{iv}）/AUC_{iv}で求めることができます。一方，経口投与では，投与した薬物の一部が消化管内からの吸収や小腸や肝臓における初回通過効果によって失われることがあるため，循環血液中に到達する薬物の量は，経口投与量（D_{po}）にFを乗じたもの（$F \times D_{po}$）となります（**図1**）。したがって，経口投与時の血中濃度推移データからCLを求めるには，D_{po}，AUC_{po}のほかFの値が必要です。

式1：全身クリアランスCL＝$\frac{\text{投与後に全身循環血に到達した薬物量}}{\text{投与後の血中濃度推移から求めたAUC}}$＝$\frac{D_{iv}}{AUC_{iv}}$＝$\frac{F \times D_{po}}{AUC_{po}}$

式2：見かけのクリアランス（経口クリアランス）CL/F＝$\frac{D_{po}}{AUC_{po}}$

CL/Fは，経口投与時の投与量D_{po}とそのときのAUC_{po}から求められる。

図1　**見かけのクリアランス（経口クリアランス）CL/F**

しかし，Fは静注データとの比較によって求められるため，静注製剤のない多くの経口の医薬品ではFの値がはっきりしません。経口投与後の血中濃度推移データから確実に得られるD_{po}とAUC_{po}の値のみを用いて算出することができるのは，式1のFを左辺に移動させたCL/Fとなります。論文などでは，CL_{po}と記載されることもあります。

また，Vd/Fは，CLが消失速度定数×Vdであることから，CL/Fを消失相の傾き（速度定数）で除した値となります。経口投与時の見かけのクリアランスから算出したものであることから，「見かけの分布容積」などとよばれることがあります。

Step2　使いカタ

図1の式2からわかるように，CL/Fは経口での投与量（D_{po}）とそのときのAUC_{po}の比です。同じ投与量のとき，相互作用などによってAUCが増加する場合にはCL/Fの値は低下します。このことを利用して，相互作用など，同一投与量におけるAUC変動の程度を示す値として用いることがあります。「医薬品開発と適正な情報提供のための薬物相互作用ガイドライン」[3]では，相互作用を受けやすい基質を経口投与したとき，CL/Fを1/5以下に減少（AUCを5倍以上に上昇）させる代謝阻害薬を「強い阻害薬」，CL/Fを1/5〜1/2以下に減少（AUCを2〜5倍に上昇）させる代謝阻害薬を「中等度の阻害薬」などとしています。

CL/F値は，CLの低下のほか，Fの上昇によっても低下します。したがって，CL/F値の変動だけでは，いずれが変化したのかを判断することはできないことに注意が必要です。直接的レニン阻害薬であるアリスキレンは，イトラコナゾールとの併用が禁忌となっており，併用によっ

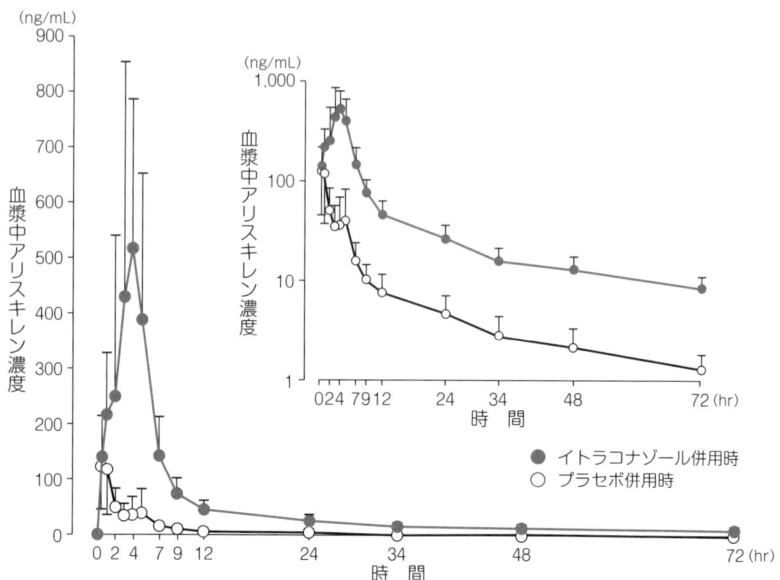

図2　イトラコナゾール併用による血漿中アリスキレン濃度推移の変化

〔Tapaninen T, et al：J Clin Pharmacol, 51：359-367, 2011より作成〕

て経口投与後のC_{max}は約5.8倍，AUCは約6.5倍に上昇することが報告されています（**図2**）[4)-6)]。したがって，CL/F（$=D_{po}/AUC_{po}$）は低下します。しかし，図2の片対数プロットの最終相の傾きからもわかるように，消失相の半減期$T_{1/2}$は，プラセボ併用時34.0±9.7 hr，イトラコナゾール併用時36.2±8.2 hrと有意な変化はみられていません。つまり，この相互作用の機序は，$T_{1/2}$の延長をもたらすようなクリアランスの低下ではなく，CL/Fの低下はFの増加が主な要因であると考えられます。アリスキレンは，P糖蛋白質の基質ですが，体内ではほとんど代謝されません。小腸上皮細胞のP糖蛋白質により汲み出されるため，Fは約2～3%と非常に低く，個人差が大きくなっています。イトラコナゾールは，主として小腸におけるP糖蛋白質の働きを阻害することで，アリスキレンの吸収を増大させていると考えられています[6)]。

Step3 伝えカタ

CL/FやVd/Fは，CL，VdをFで除したものであるため，全身クリアランスや分布容積とは値が異なります。しかし，バイオアベイラビリティが高く，Fの値が1に近い薬物であれば，その差は小さくなります。実際，プレガバリンのバイオアベイラビリティは，83.9～97.7%（F＝0.839～0.977）と高いため，プレガバリンではCL/FとCL，Vd/FとVdはそれほど大きな違いはないと考えられます。しかしながら，パラメータとしては異なるものなので，同じものとしては扱わないようにしましょう。また，CL/Fの値は，一見，クリアランスを表現しているように思われがちです。しかし，前述のように，消失過程だけでなく，吸収過程の変動の影響も受けて変化する値であることに注意が必要です。C_{max}やAUC_{po}の変化のみを表現し，あえてCL/Fの値として示さない場合も多いです。

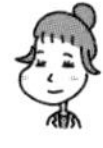

薬剤師：CL/FやVd/Fは，「見かけのクリアランス」，「見かけの分布容積」とよばれるものです。記号のとおり，全身クリアランスや分布容積をバイオアベイラビリティのFで割った値なので，異なるパラメータです。

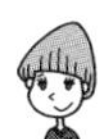

実習生：なぜ，CLやVdでなく，CL/FやVd/Fの値が示されているのでしょうか？

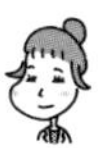

薬剤師：経口投与時の血中濃度推移データのみから求めたものだからです。経口投与だけではFの値はわかりません。経口投与時の全身クリアランスとAUCの関係式を書きだして考えてみましょう。経口投与量とAUCから求められるのは，CL/Fですね。

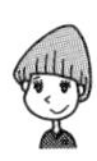

実習生：あ……，式を書いてみたらわかりました！

今回はCL/FとVd/Fについて確認しました。"/F"が飾り文字ではないことを理解いただけたでしょうか。これらのパラメータは，経口投与するすべての医薬品の添付文書やインタビューフォームに記載されているわけではありませんが，見かけた際には今回の内容を思い出していただければと思います。

次回も引き続き，改めて意味を聞かれると少し考えてしまうような動態パラメータについて確認をしていきましょう。

◆ 文　献

1) ヴィアトリス製薬株式会社：リリカカプセル・OD錠，添付文書（2023年7月改訂，第4版）
2) ヴィアトリス製薬株式会社：リリカカプセル・OD錠，インタビューフォーム（2023年5月改訂，第3版）
3) 厚生労働省：厚生労働省医薬・生活衛生局医薬品審査管理課長通知「医薬品開発と適正な情報提供のための薬物相互作用ガイドラインについて」（平成30年7月23日）
4) 株式会社オーファンパシフィック：ラジレス錠150mg，添付文書（2023年5月改訂，第2版）
5) 株式会社オーファンパシフィック：ラジレス錠150mg，インタビューフォーム（2023年5月改訂，第13版）
6) Tapaninen T, et al：Itraconazole, a P-glycoprotein and CYP3A4 inhibitor, markedly raises the plasma concentrations and enhances the renin-inhibiting effect of aliskiren. J Clin Pharmacol, 51：359-367, 2011

COLUMN

絶対的バイオアベイラビリティと相対的バイオアベイラビリティ

PART.1の第6回で述べたように，バイオアベイラビリティ（生物学的利用能）には「量」と「速さ」の2つの観点があります。薬物動態の計算式で用いられるバイオアベイラビリティFは，「量」に関するもので，「投与量のうち吸収されて全身循環血にまで到達した薬物の割合」を表すパラメータです。後述する相対的バイオアベイラビリティと区別して「絶対的バイオアベイラビリティ」ともよばれます。一般的に「バイオアベイラビリティ」といえば，この値を指すことが多いです。

絶対的バイオアベイラビリティは，全身循環血に100%到達する静注用製剤の動態データ（AUCなど）と比較することで求められます(図3)。しかし，すべての薬物で静注時のデータがあるわけではありません。その場合は，「相対的バイオアベイラビリティ」を求めることがあります。相対的バイオアベイラビリティは，全身循環血に到達した薬物の量を静注用製剤以外の製剤と比較したときの値です。薬物の利用率について，製剤による違いの理解に役立ちます。

これらバイオアベイラビリティの値は，経口製剤だけでなく，皮下用注射剤や貼付剤などの非経口製剤でも求められます。薬物によっては，添付文書やインタビューフォームに相対的バイオアベイラビリティのみが記載されています。動態の計算式で用いるF（絶対的バイオアベイラビリティ）とは異なりますので，それぞれのパラメータの意味を理解したうえで活用しましょう。

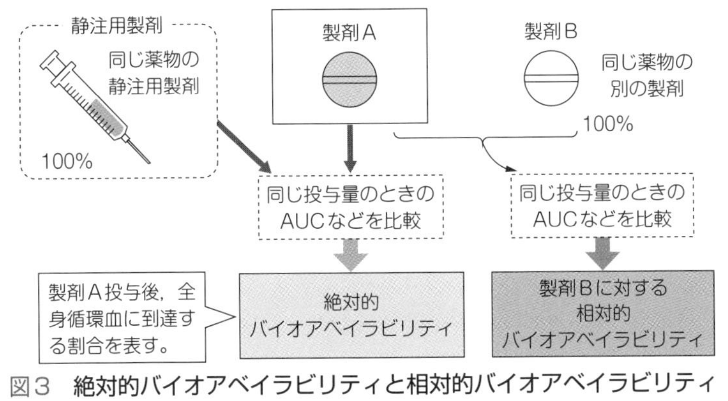

図3　絶対的バイオアベイラビリティと相対的バイオアベイラビリティ

9　レアキャラ?!　平均滞留時間（MRT）の使いカタ

key Words

平均滞留時間（MRT），平均吸収時間（MAT）

第3回は，平均滞留時間（mean residence time：MRT）と$T_{1/2}$について取り上げます。MRTは，添付文書やインタビューフォームに記載されていない場合も多く，あまり馴染みのないパラメータかもしれません。まずはMRTの概念を確認し，$T_{1/2}$との関連について整理していきましょう。

Check Points

Step1　読みカタ

- MRTは薬物1分子あたりの体内平均滞留時間を示したものであり，AUMCをAUCで除して求めることができる。

Step2　使いカタ

- MRTはkaやke（$T_{1/2}$）と関連するパラメータである。
- MRTは薬物の投与経路あるいは製剤設計で変化する。

Step3　伝えカタ

- 経口製剤におけるMRT変化は，吸収過程の変化も含まれることに注意する。

MRTと他の薬物動態パラメータとの関係は？

薬学部実習生に，冠動脈ステント留置患者に実施されている薬物治療についての妥当性を検討するために抗血小板療法について調べてもらっていた。

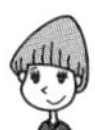

実習生：クロピドグレル錠「タナベ」のインタビューフォームを見ていてわからないところがあります。生物学的同等性試験の結果の薬物動態パラメータでMRTという見慣れないものが記載されているのですが，これはなんでしょうか（表1）[1)]。

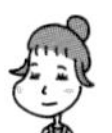

薬剤師：MRTは，薬物が体内に滞留している平均時間だよ。

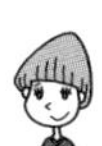

実習生：他の薬物動態パラメータとはどのような関係があるのでしょうか？

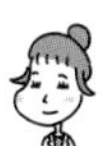

薬剤師：えっと，それは……（MRTと関連するパラメータはあるんだっけ？）。

表1　**クロピドグレル錠75mg「タナベ」の薬物動態パラメータ**

	クロピドグレル錠 75mg「タナベ」	標準製剤（錠剤，75mg）
C_{max}（pg/mL）	2255.29±3829.46	2206.77±3453.10
$AUC_{0\text{-}24}$（pg・hr/mL）	2636.0±3098.0	3328.9±5929.0
$AUC_{0\text{-}\infty}$（pg・hr/mL）	2681.7±3131.4	3379.1±5971.6
T_{max}（hr）	0.74±0.28	0.88±0.49
MRT（hr）	2.42±0.97	2.51±0.84
kel（hr^{-1}）	0.191824±0.108643	0.178213±0.102556
$t_{1/2}$（hr）	5.10±3.03	5.06±2.48

（Mean±S.D., n=40）

〔ニプロES ファーマ株式会社：クロピドグレル錠「タナベ」，インタビューフォーム（2023年10月改訂，第14版）より〕

Step1　読みカタ

後発品は厚生労働省の「後発医薬品の生物学的同等性試験ガイドライン」の実施方法に基づき，先発品に対する後発品の治療学的な同等性が保証されたものでなくてはなりません。通常，生物学的同等性試験では，先発品と後発品のバイオアベイラビリティ（ガイドラインでは有効成分の未変化体または活性代謝物が体循環血中に入る速度および量）を

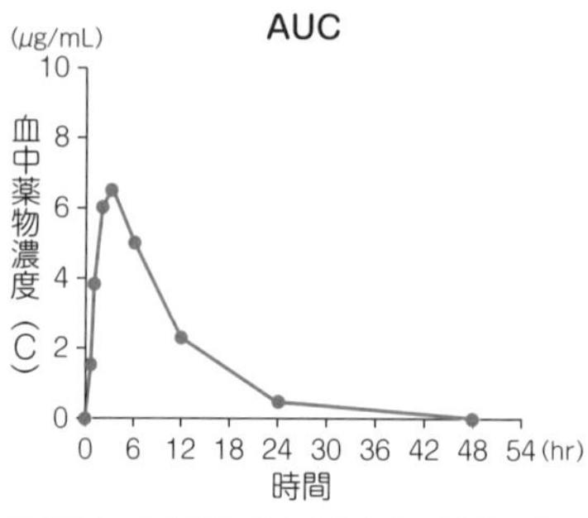

AUCは，血中薬物濃度を投与後の時間に対してプロットして得られた曲線下の面積

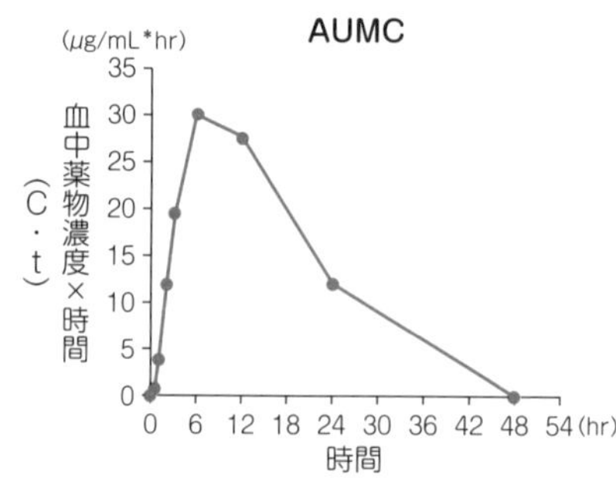

AUMCは，血中薬物濃度と投与後の時間との積を投与後の時間に対してプロットして得られた曲線下の面積

図1　AUCとAUMCについて

比較することになっています。試験は原則として健康成人を対象としてクロスオーバー法で行われ，1投与単位または臨床常用量の単回投与で実施されます。生物学的同等性評価のパラメータとして，AUC_tおよびC_{max}が用いられ，AUC_∞，T_{max}，MRT，keなどは参考パラメータとされています。したがって，市販されている後発品の添付文書やインタビューフォームにはAUC_tおよびC_{max}は記載されているもののMRTの記載がないものも散見されます。

ここでMRTについて確認しておきましょう。薬物を体に一斉に投与しても，個々の薬物分子の体内への吸収および体内からの消失には時間的ばらつきをもったものとなります。例えば，投与直後に血液から排出される薬物分子もあれば，長時間体内に滞留する薬物分子もあります。投与された薬物分子が体内に存在する時間の平均値がMRTになります。MRTはAUCと1次モーメント時間曲線下面積（AUMC）から式1で求めることができます。AUCとAUMCの関係は，**図1**を見ていただくとわかりやすいと思います。

式1　$$MRT=\frac{AUMC}{AUC}\quad (AUC=\int_\infty^0 Cdt,\ AUMC=\int_\infty^0 t\cdot Cdt)$$

Step2　使いカタ

基本的に$T_{1/2}$は薬物に固有の値であるのに対し，MRTは同じ薬物で

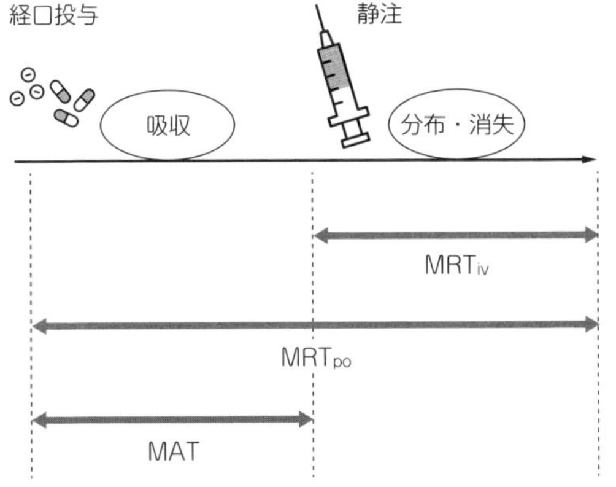

図2　MRT（平均滞留時間）とMAT（平均吸収時間）の関係

表2　食事の有無によるクロピドグレルの薬物動態パラメータ変化

SR26334血漿中濃度の薬物動態パラメータ

	空腹時投与	食後投与	90％CI*
C_{max}（μg/mL）	3.62±1.25	2.29±0.046	(0.536, 0.822)
t_{max}（hr）	1.00±0.69	1.88±0.80	(0.331, 1.419)**
$AUC_{0\text{-}t}$（μg・hr/mL）	8.78±1.66	8.46±1.36	(0.917, 1.019)
MRT（hr）	5.85±1.07	7.88±1.18	(1.234, 1.489)
k_{el}（hr^{-1}）	0.099±0.022	0.102±0.012	(0.971, 1.138)
$t_{1/2}$（hr）	7.30±1.44	6.86±0.86	(0.878, 1.030)

n＝12, 平均値±S.D.　　*：対数値の平均値の差の90％信頼区間
MRT：平均体内に滞留時間　　**：平均値の差の90％信頼区間
k_{el}：終末相における消失速度定数
〔サノフィ株式会社：プラビックス錠，インタビューフォーム（2023年1月改訂，第25版）より〕

も静脈内投与（iv）したときと経口投与（po）したときとでは値が異なってきます。それぞれをMRT_{iv}，MRT_{po}とすると，MRT_{po}＝MAT＋MRT_{iv}という関係があります。MATは，平均吸収時間（mean absorption time）とよばれています。これらの関係は，**図2**のようになっています。また，1-コンパートメントモデルに従う薬物のMRT_{iv}とMRT_{po}は式2で表されます。したがって，MRT_{iv}と$T_{1/2}$は比例関係になっています。しかし，MRT_{po}は吸収速度も関係してきますので，何らかの要因により吸収速度が変化するとMRT_{po}は変化してくることに注意が必要です。クロピドグレルは，食事により$T_{1/2}$に変化は起こりませんが，MRTが延長することが報告[2)]されています（**表2**）。これは食事により胃内容排出速度

式2　$MRT_{iv} = 1/ke = T_{1/2}/0.693$

$MRT_{po} = 1/ka + 1/ke$

ka＝吸収速度定数，ke＝消失速度定数

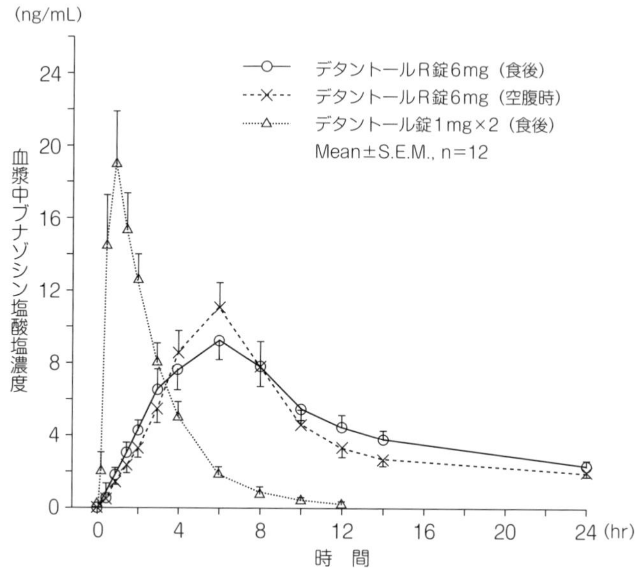

ブナゾシン塩酸塩単回経口投与時の血中濃度推移

ブナゾシン塩酸塩単回経口投与時の薬物動態パラメータ

製剤 投与条件	C_{max} (ng/mL)	t_{max} (hr)	AUC (ng・hr/mL)	R.B.A. (%)	MRT (hr)
デタントール®R錠 6.0mg（食後）	10.19 ±1.10	5.25 ±0.54	132.73 ±15.42[2)]	81.07 ±5.98	13.02 ±0.66
デタントール®R錠 6.0mg（空腹時）	11.38 ±1.32	6.00 ±0.35	123.03 ±16.50[2)]	74.05 ±5.24	12.77 ±0.66
デタントール®錠 2.0mg（食後）	22.48 ±2.41	0.96 ±0.16	54.68 ±5.72[1)]	100.00 ±0.00	2.60 ±0.15

R.B.A.：Relative bioavailability（相対的生物学的利用率）
MRT：Mean residence time（平均滞留時間）
1）$AUC_{(0\text{-}\infty)}$，2）$AUC_{(0\text{-}48h)}$　　n=12, Mean±S.E.M.

図3　デタントール®錠またはデタントール®R錠（徐放性製剤）投与時のブナゾシンの薬物動態パラメータ

〔エーザイ株式会社：デタントールR錠，添付文書（2022年6月改訂，第1版）より〕

が遅くなり，MATが延びたためだと考えられます。また，徐放性製剤では吸収を緩やかに（kaを小さく＝MATを延長）し，MRTを延長させ，血中濃度をある一定以上に保つ時間を延ばす工夫がなされています。ブナゾシン塩酸塩徐放性製剤（デタントール®R錠）の例を図3[3]に示します。

Step3 伝えカタ

臨床現場においてMRTを見かけることは，そう多くないと思います。また，見かけたとしてもそのほとんどは後発品と標準製剤（先発品）との生物学的同等性を調べたときのデータであり，変化がないので特に気にかけないものかもしれません。経口製剤におけるMRTは吸収過程も含んだ時間であることを認識しておき，MRTが変化した場合は消失過程や吸収過程のどの部分に影響したか伝えるとよいと思います。

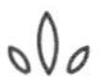

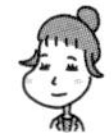

薬剤師：MRTは，AUMCをAUCで除して求めることができるパラメータですね。
そして，$MRT_{po}=MAT+MRT_{iv}$という関係があり，$MRT_{po}=1/ka+1/ke$と表せます。

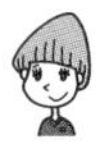

実習生：kaやkeと関連のあるパラメータなんですね。

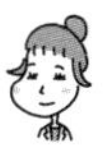

薬剤師：後発品では，先発品と生物学的同等性が保たれていなくてはならないのでMRTに差があることはありませんが，徐放性製剤などでは吸収を緩やかにしMRTを延長するような工夫がなされています。

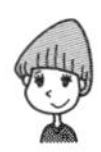

実習生：わかりました。ありがとうございます。

今回はMRTについて確認しました。一般的な製剤の添付文書やインタビューフォームでは，ほとんど記載されることがないので見かける機会はそう多くないと思います。後発品や徐放性製剤の添付文書やインタビューフォームには，記載されている場合がありますのでチェックしてみてください。

また，今回は省略しましたがMATの部分を詳細に解析していくと，錠剤の平均崩壊時間（mean disintegration time：MDIT）や粉末剤の平均溶出時間（mean dissolution time：MDT）などを算出することができます。これらのことから，MRT関係のパラメータは臨床の場というより製剤開発の場で見かける機会が多いです。

◆ 文　献

1）ニプロESファーマ株式会社：クロピドグレル錠「タナベ」，インタビューフォーム（2023年10月改訂，第14版）

2）サノフィ株式会社：プラビックス錠，インタビューフォーム（2023年1月改訂，第25版）

3）エーザイ株式会社：デタントールR錠，添付文書（2022年6月改訂，第1版）

COLUMN

腎クリアランス（CL_r）

PART.1 くすりの血中濃度推移の読みカタ・使いカタの第3回のコラム（33頁）では，クリアランスについて確認しました。再確認になりますが，クリアランスとは「ある時間内でそこに含まれる薬物を処理して完全に除去することができる血液量（mL/min，L/hrなど）」を表します。通常，単にクリアランスというと各組織のクリアランスの総和である全身クリアランス（CL）を意味します。体が薬物を除去する方法はいろいろ（尿，胆汁，唾液，汗および呼気中排泄，代謝による除去など）とありますが，多くの薬物では肝臓と腎臓の寄与が大きいので，$CL = CL_h$（肝クリアランス）$+ CL_r$（腎クリアランス）と考えて差し支えありません。CL_rの添え字の“r”は，腎クリアランスの英語表記であるrenal clearanceの頭文字です。添付文書内で「CL_r」が記載されているものがありますので，CLとは区別していただければと思います。

CL_rは，血中薬物濃度をC，尿中薬物濃度をU，尿量をVとすると式3から求めることができます。腎臓からの薬物の排泄は，糸球体濾過（遊離型薬物），尿細管分泌および尿細管再吸収の3つの過程から構成されています（図4）。これらの関係を式で表すと式4のようになります。ただし，糸球体濾過速度（GFR），血漿中蛋白非結合形分率（fu），分泌クリアランス（CLs），再吸収率（FR）としています。したがって，CL_rは腎機能の低下（糸球体濾過速度の低下）により低下するだけではなく，尿細管分泌が阻害された場合や再吸収率が増加した場合においても低下することがあるので注意が必要です。

式3　$CL_r = \dfrac{U \times V}{C}$

式4　$CL_r = (GFR \times fu + CLs) \times (1 - FR)$

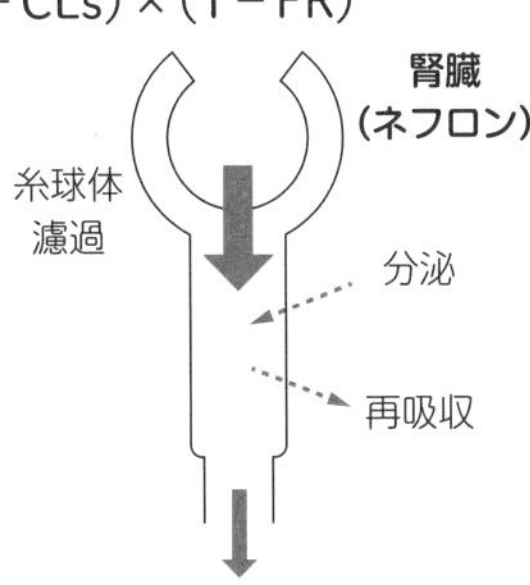

図4　腎クリアランスの概念図

10 くすりの消失経路の見分けカタ

key Words

薬物の主な消失経路（肝代謝，腎排泄，胆汁排泄），
腎排泄寄与率，未変化体尿中排泄率

くすりの動態パラメータの読みカタ・使いカタも第4回となりました。今回は，くすりの消失経路の見分け方について確認していきたいと思います。くすりの“消失”とは，体の中から「姿を消す」ことであり，体の外へ出される（排泄される）過程（腎排泄あるいは胆汁排泄）だけでなく，代謝反応によって別の化合物へ「姿を変える」ことも含まれます。体内からの消失経路のうち，いずれによる寄与が大きいかはくすりによって異なります。比較的新しい医薬品では，添付文書に主な消失経路に関する記述がある場合もありますが，ここでは，動態データから主な消失経路を見分ける方法と注意点について確認していきます。

Check Points

Step1 読みカタ

- 3つの消失経路（肝代謝，腎排泄，胆汁排泄）のいずれかの寄与率（割合）が特に高い薬物を，「肝代謝型」，「腎排泄型」あるいは「胆汁排泄型」薬物とよぶ。
- 基準は定められていないが，腎排泄型は，腎排泄経路の割合がおおむね60～70%以上であることが多い。
- “全身循環に到達した薬物”のうち未変化体として尿中に排泄される割合は，未変化体の消失全体に対する腎排泄経路の割合（腎排泄寄与率）となる。

Step2 使いカタ

- 未変化体の尿中排泄率は，何に対する割合として示されているのかに注意する。
- 「投与量あたりの未変化体尿中排泄率」を用いる場合，絶対的バイオアベイラビリティに対する比が腎排泄寄与率となる。
- 腎排泄寄与率以外の部分が，肝臓による消失（肝代謝および胆汁排泄）の割合となる。

Step3 伝えカタ

- “消失”という用語はわかりにくいため，薬物の動きがわかるように具体的に説明するのがよい。
- 独自に算出した腎排泄の割合を伝える際には，添付文書などに書かれている値と異なることから，簡単に算出の経緯を説明しておくと誤解が生じにくい。

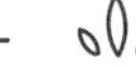

肝代謝？ 腎排泄!?

軽度の腎機能障害患者に対するナラトリプタン錠の用法・用量について，医師より問い合わせがあった。

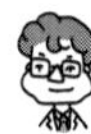

医　師：軽度の腎機能障害の患者さんでは，ナラトリプタン錠は通常の半分の1日1錠（2.5mg）まで[1]ということですが，どうしてですか？

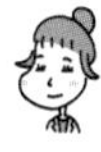

薬剤師：クレアチニンクリアランスが40～75mL/minの軽度の腎機能障害の患者では，ナラトリプタンのAUCと半減期がともに約2倍になるという報告（**表1**）がありますので，そのためであると考えられます。

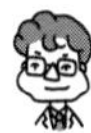

医　師：そうなのですね。トリプタン製剤は，代謝を受けるタイプの薬物で，代謝酵素の違いで使い分けることがあるように聞いていたので，腎機能は関係ないと思っていました。

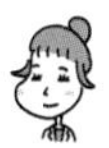

薬剤師：たしかにトリプタン製剤には，モノアミンオキシダーゼ（MAO）やシトクロムP450（CYP）で代謝されるものもあります。ナラトリプタンの代謝酵素は，CYPのほうです。

表1　ナラトリプタン錠の腎障害患者の薬物動態パラメータ

クレアチニンクリアランス（被験者数）	>75 mL/min（8例）	40〜75 mL/min（8例）	15〜39 mL/min（7例）
投与量	5 mg	5 mg	2.5 mg
C_{max}（ng/mL）（2.5 mg投与量換算）	9.8±3.27	14.9±10.12	14.3±4.31
$AUC_{0-\infty}$（ng・hr/mL）（2.5 mg投与量換算）	92.5±31.26	185.2±85.80	208.8±110.25
$t_{1/2}$（hr）	6.3±1.69	12.1±4.16	11.3±3.72
CL/F（mL/min）	510.7±213.05	275.3±129.19	238.8±99.69
CL_r（mL/min）	173.7±78.40	85.3±46.53	47.7±14.95

平均値±標準偏差

軽度腎障害患者（CCr：40〜75 mL/min）にナラトリプタン5 mg，中等度腎障害患者（CCr：15〜39 mL/min）にナラトリプタン2.5 mgを単回経口投与した。

〔グラクソ・スミスクライン株式会社：アマージ錠2.5 mg，添付文書（2021年4月改訂，第1版）より一部抜粋〕

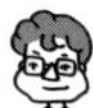

医　師：では，ナラトリプタンは，主に肝臓で代謝を受ける薬物だけれど，腎機能の影響も少し受ける，ということですね。

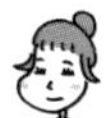

薬剤師：……（添付文書に尿中への未変化体の排泄率は約50%と書いてあるし，それでもいいのかな…）。

6. 用法および用量

通常，成人にはナラトリプタンとして1回2.5 mgを片頭痛の頭痛発現時に経口投与する。なお，効果が不十分な場合には，追加投与することができるが，前回の投与から4時間以上あけること。ただし，1日の総投与量を5 mg以内とする。

7. 用法および用量に関連する注意

7.3　肝機能障害患者または腎機能障害患者では，血中濃度が上昇する恐れがあるので，1日の総投与量を2.5 mgとすること。

16. 薬物動態

16.5　排泄

健康成人男性にナラトリプタン2.5 mgを空腹時に単回経口投与したとき，投与後24時間までに投与量の約50%が未変化体として尿中に排泄された。

〔グラクソ・スミスクライン株式会社：アマージ錠2.5 mg，添付文書（2021年4月改訂，第1版）より一部抜粋〕

Step1 読みカタ

ナラトリプタンは，セロトニン受容体のサブタイプである5-HT$_{1B/1D}$受容体に選択的に作用するトリプタン系の経口片頭痛治療薬です。半減期が5.05hr（2.5mg単回服用時）[2)]と比較的長く，効果の持続が期待でき，片頭痛発作の再燃や月経開始前後2日で生じる月経時片頭痛の際に選択されることがあります[3)]。

トリプタン製剤は，A型MAO（MAO-A）やCYP（あるいは両方）で代謝を受けるものがほとんどで，MAO-Aによる代謝を受ける製剤（スマトリプタン，リザトリプタン，ゾルミトリプタン）では，セレギリンやラサギリンなどのMAO阻害薬が，CYP3A4による代謝を受けるエレトリプタンは，CYP3A4阻害作用をもつHIVプロテアーゼ阻害薬が併用禁忌となっています。なお，ナラトリプタンの代謝酵素としては，CYP1A2，CYP2C9およびCYP2D6など複数のCYP分子種が報告されています[1),2)]。

ここで，薬物の主な消失経路について確認していきましょう。消失経路のうち，体の外へ出される主な経路は，尿中に排泄される経路（腎排泄）と胆汁中に分泌され消化管を経て糞とともに排泄される経路（胆汁排泄）の2つです。また，代謝反応によって別の化合物となることで“消失”する経路は，代謝反応の多くが肝臓で行われる（一部は小腸）ことから，肝代謝とよばれることが多いです。薬物は，主にこれら3つの消失経路（肝代謝，腎排泄，胆汁排泄）のいずれか，あるいは複数の経路で消失します。消失全体に対する各経路の寄与率（割合）は薬物ごとに異なりますが，ある一つの経路の割合が特に高い場合，その薬物を「肝代謝型」，「腎排泄型」あるいは「胆汁排泄型」薬物とよびます。一般に，胆汁排泄型の薬物は少ないです。基準となる割合は特に決められていませんが，腎排泄型では，腎排泄経路の割合がおおむね60〜70%以上であることが多いです。一つの消失経路の割合が高ければ，その経路の働きが悪くなると消失全体（全身クリアランス）への影響が大きいため，血中濃度の変動が懸念されます。

3つの消失経路のうち腎排泄は，消失全体に対する割合を最も求めやすい経路です。胆汁と異なり尿の採取が可能で，蓄尿して尿中に排泄された薬物の総量を測定することができます。代謝を受ける薬物では，さまざまな化合物にかたちが変化しますが，通常注目すべきは薬理作用を

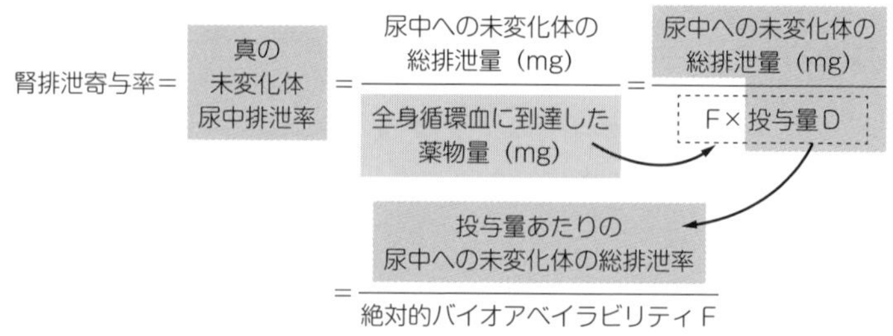

図1　薬物の消失全体に対する腎排泄寄与率と未変化体尿中排泄率

有する化合物の消失経路です。多くの薬物では，代謝される前の薬物（未変化体）が薬理作用をもつため，未変化体の尿中への排泄データを確認します。なお，^{14}Cなどの放射性同位体で標識した薬物の排泄率は，未変化体と代謝物をすべて含んだ値であるため，取り扱いには注意しましょう。

“全身循環血に到達した薬物”のうち未変化体として尿中に排泄される割合（真の未変化体尿中排泄率）が，未変化体の消失全体に対する腎排泄経路の割合，つまり腎排泄寄与率となります（図1）。経口投与される医薬品では，“全身循環血に到達した薬物”の量は，投与量（D）に絶対的バイオアベイラビリティ（F）（投与量のうち全身循環血に到達した割合）を乗じたもの（F×D）となることに注意が必要です。

Step2　使いカタ

1. 腎排泄寄与率の求めカタ

ナラトリプタンの添付文書には，「投与量の約50%が未変化体として尿中に排泄」と書かれています。前述したように，腎排泄寄与率を表す「真の未変化体尿中排泄率」は投与量に対する割合ではないため，この記述から単純に腎排泄寄与率を約50%と考えるのは誤りです。Fは70%と報告されているので[1),2)]，全身循環血に到達したナラトリプタン量は0.7×投与量（D）です。この量に対する未変化体の尿中総排泄量の割合が真の意味での未変化体尿中排泄率，つまり腎排泄寄与率となります。「投与量あたりの尿中への未変化体排泄率」の値を用いる場合，腎排泄寄与率は，図1下段のようにFとの比で求めることができます。したがって，〔投与量あたりの尿中への未変化体排泄率（約50%）〕/F

(70%)＝50/70≒0.714となります。すなわち，ナラトリプタンの消失における腎排泄の割合は71.4%と高く，主として腎排泄により消失する薬物であることがわかります。

このように，薬物の消失経路を検討する第一歩は未変化体尿中排泄率を確認することですが，添付文書などに未変化体の尿中排泄率が記載されている場合，何に対する割合として示されているのかに注意することが大切です。投与量に対する割合として示されている場合には，Fの値と比較することで腎排泄寄与率を求めます。尿中への未変化体総排泄量として記載されている場合は，そのときの投与量を確認し，投与量あたりの割合を算出したうえでFと比較するとよいでしょう。

2. 肝代謝・胆汁排泄の考えカタ

腎排泄寄与率以外の残りの部分が，主に肝臓による消失（肝代謝および胆汁排泄）の割合となります。Fが100%である薬物では，尿や糞中に排泄された代謝物量から肝代謝の割合をある程度推定できます。一方，Fが100%でない薬物では，経口投与時のデータだけでは初回通過効果による影響が不明なため，全身循環血到達後の体内からの消失における肝代謝の割合を正確に推定することは難しいです（図2)。

胆汁排泄型では，未変化体のまま胆汁中に排泄され糞とともに体外へ出されます。代謝を受ける薬物であるかどうかも，胆汁排泄型かどうかの判断の参考になります。糞中には経口投与後に吸収されなかった薬物が含まれるため，Fが100%でない薬物では，糞中の未変化体量が多いだけでは胆汁排泄型とは限らないことに注意しましょう。

3. いろいろな薬物の消失経路

それでは，この考え方を使って，いくつかの薬物を例に，消失経路を考えてみましょう。

(1) ボリコナゾール

真菌症治療薬であるボリコナゾール錠（ブイフェンド®錠）は，Fがほぼ100%であり，投与量の約80%が尿中に排泄されますが，そのうち未変化体は投与量の2%未満であることが報告されています[4),5)]。したがって，腎排泄寄与率は2/100＝0.02＝2%未満であり，約78%が尿中に代謝物として排泄されることから，肝代謝型であることわかります。

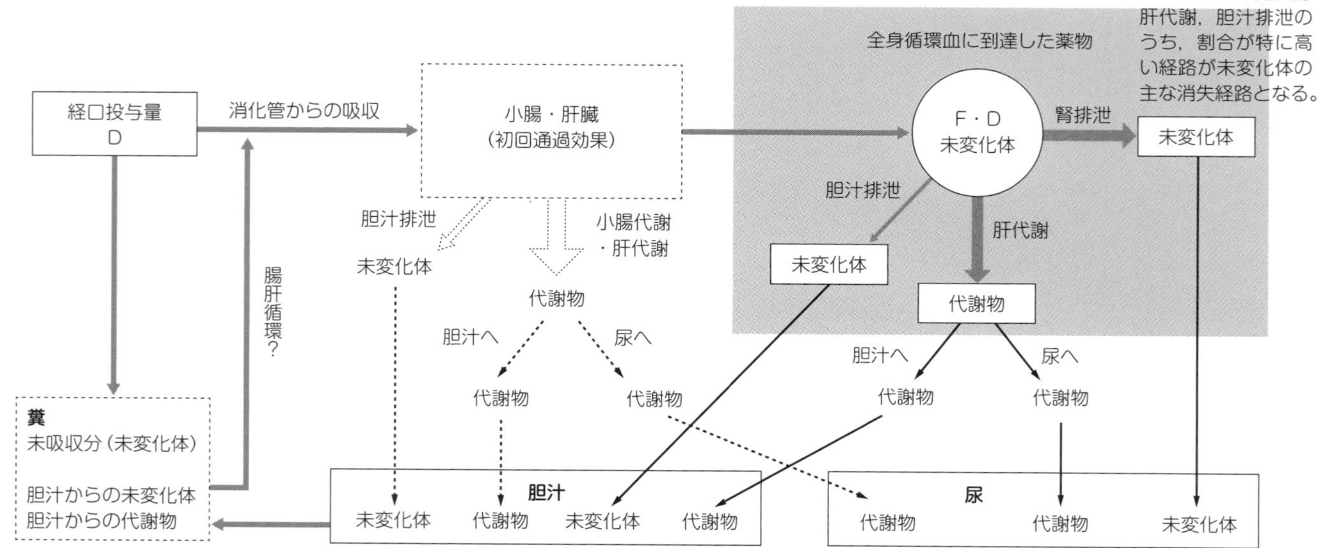

全身循環血に到達後の薬物は，腎排泄，肝代謝，胆汁排泄のいずれかあるいは複数の経路で消失する。そのうち特に割合が高い経路があれば，その経路が主な消失経路となる。初回通過効果を受ける薬物では，尿中および胆汁中に初回通過効果によるものが含まれる。Fが100%でない薬物では，経口投与時の排泄データのみから肝代謝と胆汁排泄の割合を正確に推定することは難しく，静注時の排泄データなどさまざまな情報が必要となる。

図2　経口投与後の薬物の消失経路の概念図（未変化体の消失）

(2) ゾルミトリプタン

トリプタン製剤であるゾルミトリプタン（ゾーミッグ®錠）は，CYP1A2およびMAO-Aにより代謝を受けます。尿中に投与量の約10%が未変化体として，約50%が代謝物として排泄されます[6),7)]。Fは約40%であることから，腎排泄寄与率は10/40＝0.25＝25%となり，腎排泄経路の割合は低いことがわかります。肝臓での消失（肝代謝，胆汁排泄）の割合は75%となりますが，Fが100%でないため，経口投与時のデータのみからこれら2つの経路の寄与を正確に分けることは難しいです。ただし，尿中への未変化体と代謝物の総排泄率が投与量の60%とF（40%）よりも高いことから，初回通過効果により代謝を受けて尿中へ排泄されていることがわかります。ゾルミトリプタンは代謝を受ける薬物であることを考えれば，肝代謝の割合がそれなりにあると考えられます。

(3) リナグリプチン

胆汁排泄型の例として，DPP-4阻害薬であるリナグリプチンについて確認していきます。尿中への未変化体の排泄は，投与量の3.55%（尿排泄された全放射能のうち71%分）であり[8)]，F（約30%）と比較すると腎排泄寄与率は非常に低いことがわかります。また，投与後に尿中へ排泄された全放射能（未変化体と代謝物の総和）は投与量の約5%であり，Fと比較してかなり低いことから，体外への主要な排泄経路は胆汁であると考えられます。リナグリプチンは，ヒト肝ミクロソームやヒト肝細胞による代謝は極めて弱いことが報告されていることから[8)]，胆汁へは主として未変化体として排泄されていると考えられ，胆汁排泄型であることがわかります。

Step3 伝えカタ

薬物の主な消失経路については比較的伝えやすい事柄だと思いますが，“消失”という用語はわかりにくいため，薬物の動きがわかるように具体的に説明するのがよいでしょう。Fを用いて算出した腎排泄の割合を伝える場合には，添付文書などに書かれている値（投与量に対する割合）と異なることから，簡単に算出の経緯を説明しておくと誤解が生じにくいと思います。また，薬物の主な消失経路を医療従事者が確認したいケースは，肝臓や腎臓などの機能低下に伴う変動を懸念していることが多いです。懸念している内容を聞き取りながら，必要に応じて活性代謝物の情報や用法・用量の変更が必要かどうかまで伝えられるとさらによいでしょう。

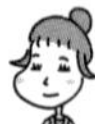

薬剤師：添付文書に記載されている尿中排泄のデータから計算すると，ナラトリプタンは，全身循環に入った薬物のうち約70%が腎臓から排泄されることがわかります。そのため，代謝がメインというよりも，腎排泄型の薬物と考えられ，一部が代謝を受ける，という考え方のほうが正確だと思います。

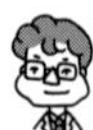

医　師：そうなのですね。他のトリプタン製剤とは違うのですね。

今回は，薬物動態データを用いた薬物の消失経路の見分け方を確認しました。投与量あたりの未変化体尿中排泄率が記載されている場合が多いので，その値をそのまま腎排泄寄与率と勘違いしないよう注意しましょう。腎排泄型かどうかを判断する際には，経口製剤ではFの値が必要となります。データが記載されていない場合には，腎機能低下時に用法・用量の変更を行うことが示されているか，相互作用として薬物代謝酵素に関わる禁忌などが設定されているかどうかなども，その薬物の動態に影響を与える消失経路は何かを検討する参考となります。

◆ 文　献

1) グラクソ・スミスクライン株式会社：アマージ錠2.5mg，添付文書（2021年4月改訂，第1版）
2) グラクソ・スミスクライン株式会社：アマージ錠2.5mg，インタビューフォーム（2021年9月改訂，第11版）
3) 日本神経学会/日本頭痛学会/日本神経治療学会・監，「頭痛の診療ガイドライン」作成委員会・編：頭痛の診療ガイドライン2021．医学書院，2021
4) 沢井製薬株式会社：ゾーミッグ錠2.5mg，添付文書（2021年12月改訂，第1版）
5) 沢井製薬株式会社：ゾーミッグ錠2.5mg，インタビューフォーム（2022年1月改訂，第16版）
6) ファイザー株式会社：ブイフェンド錠50mg・200mg，添付文書（2023年8月改訂，第5版）
7) ファイザー株式会社：ブイフェンド錠50mg・200mg，インタビューフォーム（2023年8月改訂，第25版）
8) 日本ベーリンガーインゲルハイム株式会社：トラゼンタ錠5mg，添付文書（2023年4月改訂，第2版）

COLUMN

腎機能低下時における全身クリアランスの変化

腎機能低下時の至適投与量計算方法として，Giusti-Hayton法が知られています（図3）[1)]。書籍などでもよく見かける式ですが，複雑で覚えにくい式ですね。この式の意味を全身クリアランスと腎クリアランス（CL_r）の関係から理解できれば，もっと簡単に補正係数Gを求めることができますので，確認していきましょう。

全身クリアランスは，腎外クリアランス〔主に肝クリアランス（CL_h）〕とCL_rとの和となります（図4）。全身クリアランスに対するCL_rの割合は腎排泄寄与率（真の未変化体尿中排泄率）です。ここでは，便宜上Ae％と表記します。腎機能が低下すると，薬物のCL_rは低下しますが，全身クリアランスも同程度低下するとは限りません。

腎排泄寄与率が30％と80％である薬物の例を示します（図4）。腎機能が1/2に低下すると，全身クリアランスを100としたとき，CL_rは，それぞれ15と40に低下します。CL_hが変化しないとすると，全身クリアランスは，それぞれ85，60となります。つまり，腎機能正常時に比べて，全身クリアランスが85％，60％になる，ということです。腎排泄寄与率が低い薬物では全身クリアランスはそれほど低下しませんが，腎排泄寄与率が高い薬物，つまり腎排泄型薬物では，全身クリアランスの低下が大きくなることがわかりますね。この全身クリアランスの低下率（正常時100に対する値）が，Giusti-Hayton法の「補正係数G」と同じものとなります。同じ式が導かれることがわかります（図4下図）。

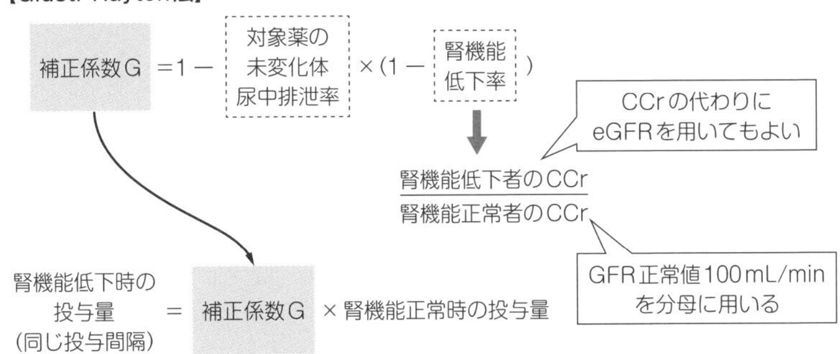

図3　Giusti-Hayton法による腎機能低下時の投与量の算出

〔厚生労働省：高齢者の医薬品適正使用の指針（総論編）. p36, 2018を参考に作成〕

このように，Guisti-Hayton法における「補正係数G」は，腎機能正常時と低下時の全身クリアランスの比（CLの低下率）です。腎機能低下時でも，CLの低下にあわせて投与量Dも同じ率で低下させれば，正常時とAUCを等しくすることができます（AUC＝F×D/CL，Fが変化しないと仮定）。また，式内で用いる「未変化体尿中排泄率」は真の未変化体尿中排泄率（腎寄与率）である必要があることがおわかりいただけると思います。投与量あたりの未変化体尿中排泄率ではないことに注意が必要です。

Guisti-Hayton法の式はやや覚えにくいですが，図4上図のように，腎機能正常時を100としたときのCL_rの割合，そして腎機能低下時の変化を図で考えると，比較的簡単に「補正係数G」を求めることができます。補正係数Gを求めたいときに，ぜひ活用してみてください。

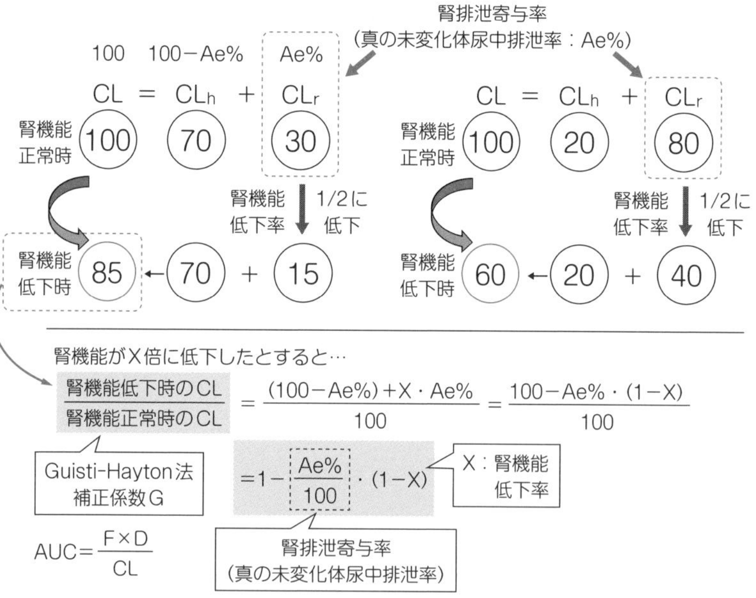

腎外クリアランスを肝クリアランスCL_hとしている。また，ここでは便宜上，真の未変化体尿中排泄率（腎排泄寄与率）をAe%と表記している。
Guisti-Hayton法と同様に，以下の仮定がある。①腎機能低下と対象薬の腎クリアランスCL_rの低下は比例する　②腎機能低下によっても，腎外クリアランスやバイオアベイラビリティは変化しない。

図4　腎クリアランスCL_rの低下と全身クリアランスCLの変化

◆ 文　献

1）厚生労働省：高齢者の医薬品適正使用の指針（総論編）．2018

11 繰り返し投与と蓄積率

key Words

蓄積率，投与間隔，半減期

第5回は，繰り返し投与と蓄積率について取り上げます。薬物治療においては多くの薬物が繰り返し投与されますが，投与の1回，1回に効果を期待するもの，あるいは繰り返し投与することで有効治療域に到達させるものがあります。そこで，どのような特徴をもつ薬物が体内に蓄積されていきやすいのか，繰り返し投与と蓄積率について整理していきましょう。

Check Points

Step1 読みカタ

- 蓄積率は，「定常状態時の血中濃度は単回投与時の血中濃度の何倍になるか」の指標である。
- 蓄積率は，投与間隔（τ）と半減期（$T_{1/2}$）から求めることができる。

Step2 使いカタ

- 蓄積率と単回投与時の血中濃度の値から，定常状態時の血中濃度を予測する。

Step3 伝えカタ

- 定常状態への到達時間と薬物の蓄積率を確認し，効果や副作用の発現時期とあわせて伝える。

定常状態の血中濃度は初回投与時からどのくらい高くなる？

薬学部実習生が高血圧症患者に服薬指導するために，処方薬について薬剤師に確認しています。

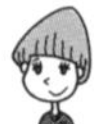

実習生：アムロジピンの効果が安定するには1週間程度かかるようですが，これはなぜですか？

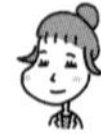

薬剤師：半減期の長い薬物（表1）だから，定常状態になるまでに1週間程度かかる[1),2)]からだよ。

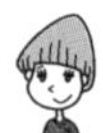

実習生：でも定常状態時の血中濃度は，初回投与時からどのくらい高くなるものなのですか。

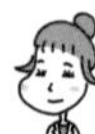

薬剤師：えっと…（図1から読み取ることもできるけど，蓄積率から計算できたような………）。

表1　アムロジン®錠の薬物動態パラメータ

剤　形	アムロジピンとしての投与量（mg）	T_{max} (hr)	C_{max} (ng/mL)	$AUC_{0\sim72hr}$ (ng・hr/mL)	$T_{1/2}$ (hr)
アムロジン®OD錠 2.5mg（24例）	2.5	6.0±0.8	1.13±0.25	37.1±10.2	37.8±6.8
アムロジン®錠 2.5mg（24例）	2.5	5.8±1.0	1.23±0.26	38.0±10.1	36.5±4.2
アムロジン®OD錠 5mg（23例）	5	5.6±1.0	2.51±0.66	84.3±20.8	36.2±5.0
アムロジン®錠 5mg（23例）	5	5.5±1.4	2.81±0.40	84.8±15.0	35.4±7.4

平均値±標準偏差，T_{max}：最高血清中濃度到達時間
C_{max}：最高血清中濃度，AUC：血清中濃度－時間曲線下面積
$T_{1/2}$：血清中濃度半減期
〔住友ファーマ株式会社：アムロジン錠2.5mg・5mg・10mg，添付文書（2022年12月改訂，第3版）〕

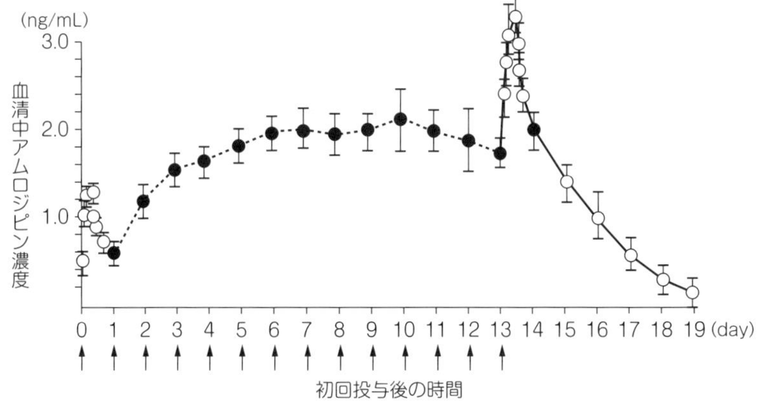

●投与後24hr目での血清中アムロジピン濃度
○投与初日及び14日目でのアムロジピン投与後の経時的血清中アムロジピン濃度
(↑) アムロジピン2.5mg投与平均値±標準誤差 (n=6)

図1 アムロジピン反復投与時の血清中濃度

〔住友ファーマ株式会社：アムロジン錠2.5mg・5mg・10mg，インタビューフォーム (2022年12月改訂，第27版)〕

Step1 読みカタ

アムロジピンはカルシウム拮抗薬であり，持続性が長く安全性も高いことから降圧薬として広く臨床で用いられています。分布容積は21L/kg[2)]と大きく，半減期は36hr程度[1)]と長いため，1日1回の投与となっています。

蓄積率の話をする前に，まずは定常状態について確認しておきましょう。薬物を投与し，体のなかから消失する前にさらに投与すると，体のなかに薬物が蓄積されていきます。薬物を繰り返し投与すると，どんどん血中濃度が高くなってしまうような気もしますが，あるところで一定になることはご存じかと思います（**図2**）。血中濃度が一定になったときを定常状態といい，投与間隔内で「投与した薬物量」と「消失した薬物量」が等しくなっています。定常状態へ到達するには，半減期の4～5倍の時間がかかるというのは有名な話だと思います。では，どんな薬物が体のなかに蓄積されやすいのでしょうか。消失半減期が長い薬物だというのも予想できますが，繰り返し投与，特に投与間隔との関係はど

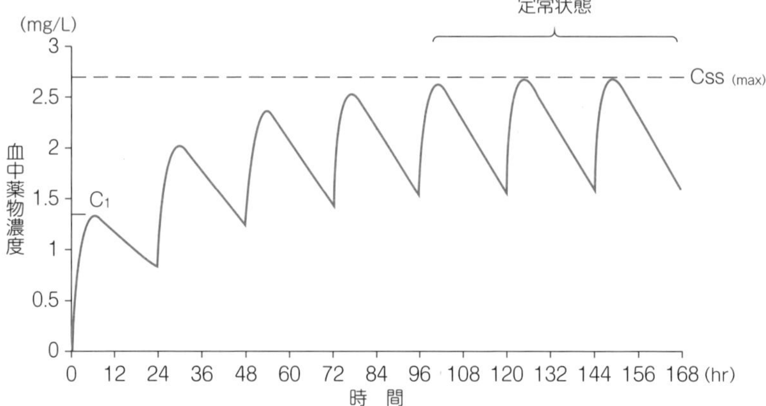

図2　繰り返し投与における血中濃度変化

うなっているのでしょうか。

体のなかに薬物がどの程度蓄積されやすいのかという指標には蓄積率Rがあり，式1で求めることができます。この値は，「定常状態時の血中濃度は単回投与時の血中濃度の何倍になるか」を知る目安となります。この蓄積率は，式2でも求めることができます。式2から蓄積率は，消失速度定数（ke）と投与間隔（τ）からなる関数であるとともに，$T_{1/2}$とτによって決まることがわかります。さらに，τを$T_{1/2}$のn倍で投与した場合，$\tau = T_{1/2} \times n = 0.693 \times n/ke$から，式2より式3を導くこともできます。したがって，添付文書やインタビューフォームから半減期を読み取れば蓄積率がわかり，単回投与時の血中濃度を用いて定常状態時の血中濃度も求めることもできます。

式1：$R = \dfrac{Css_{(max)}}{C_{1\,(max)}}$

式2：$R = \dfrac{1}{1-e^{-ke \cdot \tau}} = \dfrac{1}{1-e^{-\frac{0.693}{T_{1/2}} \cdot \tau}}$

式3：$R = \dfrac{1}{1-(\frac{1}{2})^{n}}$

Step2 使いカタ

アムロジピンの半減期をアムロジン®錠2.5mg単回経口投与時の36.5hrとし，投与間隔を24hrとして式2から蓄積率を計算してみると2.7と算出することができます。したがってアムロジピンは，定常状態時の血中濃度は初回投与時の2.7倍になると判断できます。具体的には，単回経口投与時の「$C_{1(max)}$ 1.23 (ng/mL)」を利用して，「$Css_{(max)}$ 3.32 (ng/mL)」と計算することができます。図1をみても，おおよそ3倍になっていることが確認できますが，このような試験が実施されていない場合でも，自分で計算することができます。

式2，式3から$T_{1/2}$とτを用いて，蓄積率が算出できることがわかりました。つまり，蓄積率は$\tau/T_{1/2}$によって規定され，これらの関係を簡潔にまとめると**表2**のようになります。$\tau/T_{1/2}$が1.0，すなわち$T_{1/2}$ごとに投与を繰り返す場合は蓄積率が2となり，定常状態時の血中濃度は単回投与時の2倍となります。また，$\tau/T_{1/2}$が2.0，すなわち$T_{1/2}$の2倍の間隔で投与を繰り返す場合は蓄積率1.3，同様に$\tau/T_{1/2}$が0.5，すなわち$T_{1/2}$の半分の間隔で投与を繰り返す場合は蓄積率3.4となります。関数電卓やエクセルを使用した細かい計算をしなくても表2をご活用いただければ，$\tau/T_{1/2}$の値からおおよその蓄積率を知ることができます。

表2　投与間隔（τ）/半減期（$T_{1/2}$）と蓄積率（R）の関係

投与間隔（τ）/半減期（$T_{1/2}$）	蓄積率（R）
>4.0	1.0
3.0	1.1
2.0	1.3
1.5	1.5
1.0	2.0
0.9	2.2
0.8	2.4
0.7	2.6
0.6	3.0
0.5	3.4

Step3 伝えカタ

薬物の半減期とその投与間隔により蓄積率が求められ，定常状態時の血中濃度が単回投与時の何倍になるかが予想できます。定常状態への到達時間だけでなく，そのときにどのくらい血中濃度が高くなるかも考慮し，効果や副作用発現とあわせて伝えられるとよいと思います。

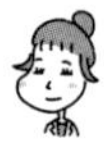

薬剤師：アムロジピンの蓄積率は，投与間隔（τ）と半減期（$T_{1/2}$）から2.7と計算することができます。

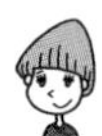

実習生：蓄積率から，定常状態時の血中濃度は初回投与時の2.7倍になるということですね。

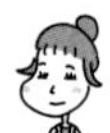

薬剤師：血中濃度が徐々に上昇していくため，効果や副作用を評価するタイミングも重要です。また，蓄積率を毎回計算するのは大変なので，代表的な$\tau/T_{1/2}$との関係を整理しておくといいかもしれませんね。

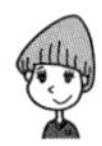

実習生：わかりました。ありがとうございます。

今回は蓄積率について確認しました。普段の業務のなかで，定常状態への到達時間を意識することは多いかもしれませんが，蓄積率まで細かく計算することは少ないかもしれません。ぜひ蓄積率を確認し，効果と副作用の発現予測に役立ててください。

◆ 文　献

1）住友ファーマ株式会社：アムロジン錠2.5mg・5mg・10mg，添付文書（2022年12月改訂，第3版）

2）住友ファーマ株式会社：アムロジン錠2.5mg・5mg・10mg，インタビューフォーム（2022年12月改訂，第27版）

COLUMN

血中濃度－時間曲線下面積（AUC）

1. $AUC_{0\text{-}t}$ と $AUC_{0\text{-}\infty}$

AUCは，T_{max}，C_{max} および $T_{1/2}$ と並んで，添付文書やインタビューフォームでよくみかけるため薬物動態パラメータのなかでもなじみ深いパラメータであると思います。ただAUCはAUCでも，$AUC_{0\text{-}24}$ や $AUC_{0\text{-}48}$，$AUC_{0\text{-}\infty}$，AUC_{inf} などの表記をみたことありませんか。これらのAUCについて，どのような違いがあるのか確認しておきましょう。

通常，AUCの算出には被験者に薬物を服用してもらい，一定時間ごと（例えば服用後1，2，3，6，12，24，48 hrなど）に採血をして血中濃度を測定し，図3Aのようなグラフを作成していきます。そして台形法により面積を求め，足し合わせたものがAUCとなります（図の場合は $AUC_{0\text{-}48}$，AUCの数字は区間を表す）。このとき，48 hr以降のデータはないので，これ以降のAUCについては計算で求めていきます。投与から時間が十分経って消失相に入っていれば，グラフを対数表記したとき，傾きが得られます（図3B）。傾きと最終採血時における血中濃度（C_{last}）から，最終測定ポイント以降のAUCを C_{last}/傾きで求めることができます。傾きの取り方によりAUCが変化することに注意しておいてください。$AUC_{0\text{-}\infty}$ は，測定点までのAUCとその後のAUCを足し合わせたものになっています。また，AUC_{inf} の「inf」は「infinity」の略であり，AUC_{inf} は $AUC_{0\text{-}\infty}$ と同じものを表しています。AUCのところに具体的な時間が記載されている場合は測定に基づくその時間間隔内で

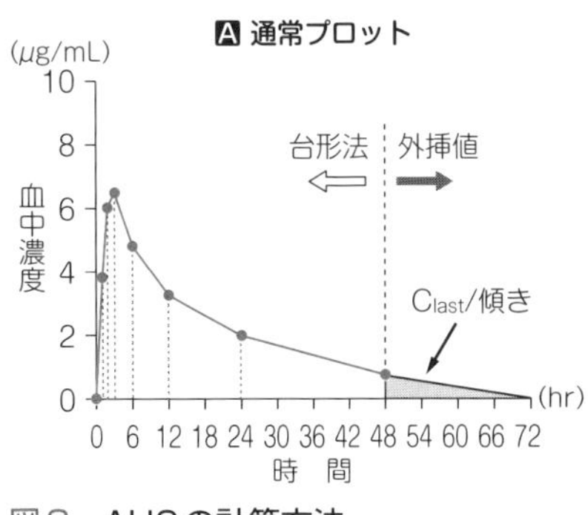

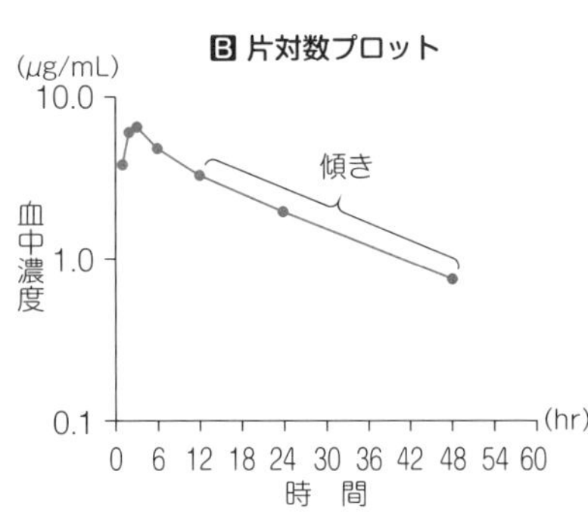

図3 AUCの計算方法

のAUCを表し，$AUC_{0-\infty}$やAUC_{inf}のときは外挿された値も含まれていることを理解しておいてください。

2. 単回投与（$AUC_{0-\infty}$）と定常状態（$AUC_{0-\tau}$）

単回投与（$AUC_{0-\infty}$）と定常状態（$AUC_{0-\tau}$）の関係についても確認しておきましょう。繰り返し投与をしていくと図4のようにAUCも上乗せされていきます。投与回ごとのAUCは，単回投与時のAUCと等しくなっています。また，定常状態時の投与間隔内で区切ったAUC（$AUC_{0-\tau}$）は，前回・前々回…の重ね合わせになり単回投与時のAUCと等しくなっています。

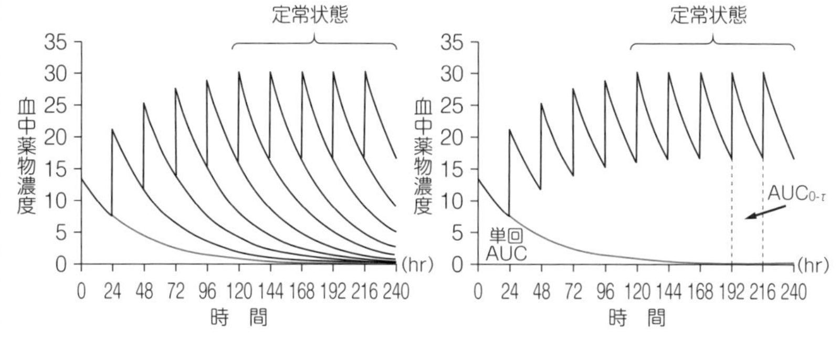

図4 繰り返し静脈内投与時における投与回ごとの血漿中濃度推移

12 くすりの溶け方で見かけの半減期が変わる!? ～フリップフロップを読み解く～

key Words

吸収速度定数（ka），消失速度定数（ke），見かけの半減期，フリップフロップ

第6回は，薬物動態におけるトリックの一つ，フリップフロップについて取り上げます。“フリップフロップ（flip flop）”は，とんぼが空中で容易に反対に翻る様（とんぼ返り）を表す言葉で，“考えや態度がコロコロと変わる”ことにも用いられます。薬物動態におけるフリップフロップは，くすりの血中濃度推移の吸収相と消失相の傾き（吸収速度定数，消失速度定数）についての“とんぼ返り”となります。

あまり身近には感じないかもしれませんが，意外とよくみかけるくすりでも応用されている現象です。その一つが徐放性製剤です。徐放性の経口製剤は，一般に“ゆっくり溶けて長く効く”というイメージがありますが，ゆっくり溶けるだけなのに，半減期が延長するのはどうしてだろう…と疑問に思ったことはありませんか？

今回は，徐放性製剤を例にフリップフロップについて理解を深めていきましょう。

Check Points

Step1 読みカタ

- 吸収される速さが処理する速さよりも小さくなると，処理は薬物が循環血に入ってくるのを待つ状態となるため，血中濃度の下がり方は吸収の速さに依存する。

- 吸収速度定数（ka）が消失速度定数（ke）よりも小さくなると（ka <ke），血中濃度の最終相の傾きに吸収速度定数が急に反映されて見かけの半減期が長くなる。この現象をフリップフロップとよぶ。

Step2 使いカタ

- 徐放性製剤は，製剤工夫によって人工的に吸収速度定数を小さくした製剤であり，フリップフロップが生じているものもある。その場合，見かけの半減期は薬物が吸収される速さによって変化する。
- フリップフロップは，経口製剤だけでなく，持続性注射剤など非経口製剤でもみられる。
- フリップフロップでは，最高血中濃度到達時間（T_{max}）が延長，最高血中濃度（C_{max}）が低下し，見かけの半減期が長くなるが，血中濃度−時間曲線下面積（AUC）や定常状態平均血中濃度は変化しない。

Step3 伝えカタ

- 専門的な内容のため，他の医療従事者に向けては「吸収がとても遅いので，半減期が長い」といった表面的な説明でもおおむね問題ない。
- フリップフロップにおける血中濃度推移の変化とその解釈について理解しておくことが大切である。
- 見かけの半減期は患者の処理能力を反映しないため，取り扱いには注意する。

溶け方の違いで同じ薬物でも半減期が変わる!?

ヘルベッサー®錠（ジルチアゼム塩酸塩）の医薬品情報提供用紙に，「かまずに服用してください」と記載されていることに疑問を感じた薬学部実習生から，その理由について質問があったので，添付文書を確認してもらった。

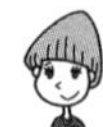

実習生：添付文書には，ヘルベッサー®錠は徐放性が損なわれるおそれがある[1)]ので，噛んで服用してはいけない，と書いてありました。徐放性製剤なのですね。ヘルベッサー®Rカプセルがあるので，こちらは普通の錠剤だと思っていました。

> **【適用上の注意】**
> (2) 服用時：
> かまずに服用すること。(徐放性が損なわれる恐れがある。)
> 〔田辺三菱製薬株式会社：ヘルベッサー錠，添付文書（2020年3月改訂，第17版）より〕

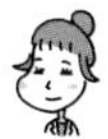

薬剤師：名前からは徐放性製剤だとわかりにくいものもあるので，注意が必要だね。この2つの徐放性製剤は1日の服用回数はどう違うかな？

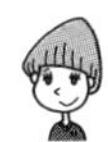

実習生：(添付文書を調べて) えっと……，ヘルベッサー®錠は1日3回，Rカプセルは1日1回です[1),2)]。

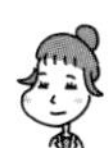

薬剤師：2つの製剤で徐放の仕組みが違うので半減期が異なるんだ。だから，1日の服用回数が違うんだね。

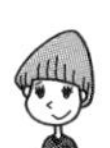

実習生：そうなんですね。…あ，でも，溶け方が違うだけなのに同じ薬物で半減期が違うって，よく考えると不思議ですね。

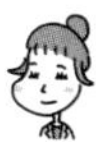

薬剤師：… (確かに…どうしてだったかな)。

Step1 読みカタ

ジルチアゼムは非ジヒドロピリジン系カルシウム拮抗薬であり，狭心症や上室性頻拍発作の治療，その後の心拍コントロールなどに古くから用いられています。先発品では静注製剤（ヘルベッサー®注射用）のほか，経口製剤として錠剤（ヘルベッサー®錠）とカプセル製剤（ヘルベッサー®Rカプセル）があります。経口製剤はいずれも徐放性製剤であり，錠剤はワックスマトリックス型の徐放性製剤，カプセル剤はなかに速放性粒と徐放性粒を含む製剤となっています[3)]。血中濃度推移（単回）から得られる半減期は，それぞれ，約1.9hr（注射用）[4)]，約4.5hr（錠剤）[1)]および約7.3hr（Rカプセル）[2)]と異なります。それではここで，経口製剤における薬物の溶け方と半減期との関わりについて考えていきましょう。

体が薬物を処理するためには，薬物が全身循環血のなかに入ってくる必要があります。多くの経口製剤では，薬物が消化管から吸収されて

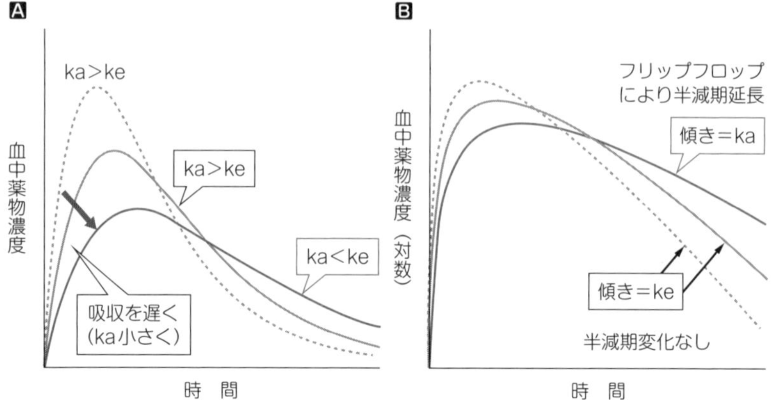

線形1-コンパートメントモデルに従う薬物を単回経口投与後の血中濃度推移（A：通常スケール，B：対数スケール）。
点線：ka=0.4，ke=0.2，灰色実線：ka=0.22，ke=0.2（ka>ke），赤色実線：ka=0.12，ke=0.2（ka<ke）（いずれも単位はhr^{-1}）

実線2本（灰色と赤色）は，点線で示す血中濃度推移からkaのみを小さくした場合の推移を示す。灰色実線（ka>ke）では，吸収が遅れるもののフリップフロップは生じていない（半減期変化なし）。赤色実線（ka<ke）では，フリップフロップ現象がみられてkaとkeが“ひっくり返り”，最終相の傾きにkaが反映されて見かけの半減期が延長している。

図1　吸収速度定数，消失速度定数とフリップフロップ現象

入ってくる速さ（吸収速度定数）が薬物を処理する速さ（消失速度定数）よりも大きく（ka＞ke），薬物の血中濃度の下がり方は処理の速さを表します（傾き＝ke）。一方，消化管からの吸収が非常に遅く，吸収速度定数が消失速度定数よりも小さくなると（ka＜ke），処理は薬物が循環血に入ってくるのを待つ状態となるため，血中濃度の下がり方は吸収の速さによることになります（傾き＝ka）（**図1**）。血中濃度推移から得られる見かけの半減期は，より小さな値である吸収速度定数から算出されるため，消失速度定数から算出される本来の消失半減期よりも長くなるのです。このように，吸収速度定数が消失速度定数よりも小さくなると（ka＜ke），血中濃度推移の最終相の傾きに吸収速度定数が急に反映されて見かけの半減期が長くなる現象をフリップフロップとよびます。

●フリップフロップがみられる薬物

フリップフロップがみられる薬物の例として，ループ利尿薬であるフロセミドがあります。**図2**は，腎機能が正常な肝硬変患者における静注および経口投与時の血中フロセミド濃度推移です[5),6)]。静注時と経口投

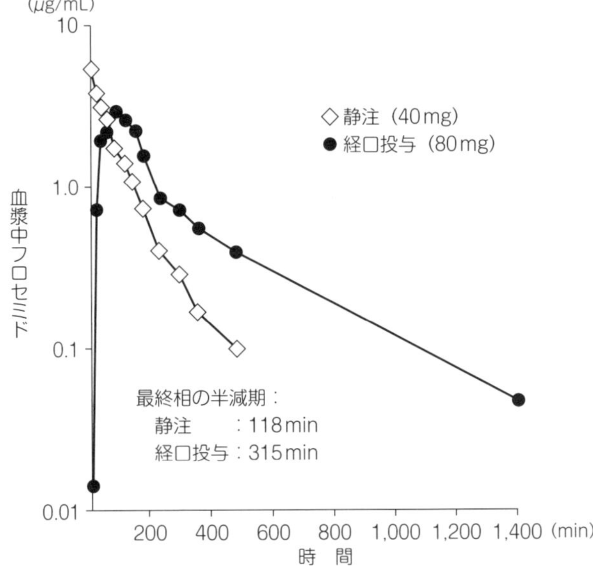

図2　腎機能正常肝硬変患者における血漿中フロセミド濃度推移（静注と経口投与の比較）

〔Fredrick MJ, et al：Clin Pharmacol Ther, 49：241-247, 1991より作成〕

与時で半減期が大きく異なっています。フロセミドは溶解性と生体膜透過性がともに低く吸収に個人差が出やすい薬物ですが，肝硬変患者では，消化管運動の変化や腸管浮腫などにより特に吸収が遅くなって吸収速度定数と消失速度定数の大小関係が逆転し（ka<ke），フリップフロップ現象が生じると考えられています。なお，腎機能が低下した肝硬変患者では，消失速度定数が低値を示す（ka>ke）ため，フリップフロップは観察されなくなることが報告されています[5),6)]。

Step2　使いカタ

徐放性製剤は，製剤工夫によって人工的に吸収速度定数を小さくした製剤です。すべての徐放性製剤でフリップフロップ現象が起きているわけではありませんが，静注製剤や速放製剤と比較して半減期が大きく延長しているような場合は，フリップフロップ現象が生じている可能性があります。その場合，見かけの半減期は薬物が吸収される速さによって

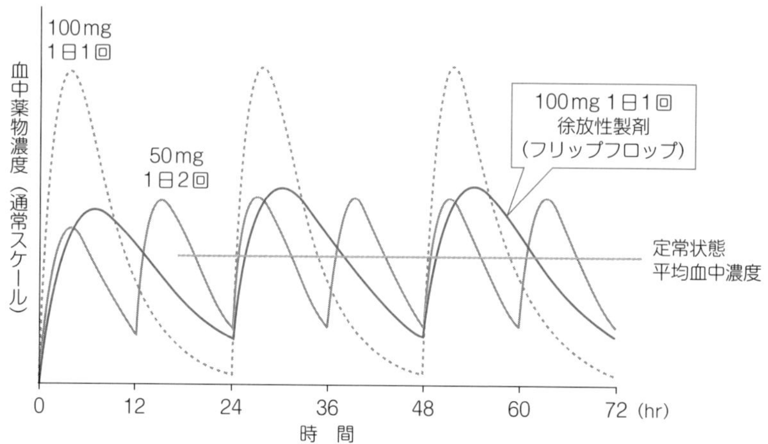

線形1-コンパートメントモデルに従う薬物を繰り返し経口投与後の血中濃度推移（通常スケール）。
点線および灰色実線：ka=0.4，ke=0.2，赤色実線：ka=0.12，ke=0.2（ka<ke）（いずれも単位はhr^{-1}）
1日量はすべて100mg，バイオアベイラビリティはすべて同じと仮定した。

吸収を遅くすることでフリップフロップが生じて見かけの半減期が延長してもAUCが変わらないため，1日投与量が同じであれば定常状態平均血中濃度は変化しない（バイオアベイラビリティが同程度の場合）。薬物によっては，吸収が遅くなるとバイオアベイラビリティが変化することもある。

図3　フリップフロップと繰り返し投与時の血中濃度推移

変化します。吸収される速さがより遅ければ，その分，見かけの半減期も長くなります。

ヘルベッサー®の2つの徐放性経口製剤の半減期はいずれも静注製剤よりも長く，フリップフロップが生じている可能性が考えられます。また，Rカプセルの半減期が錠剤に比較して1.6倍程度長く，両製剤の溶ける速さの違いが半減期に現れていると考えられます。

フリップフロップでは，T_{max}が延長，C_{max}が低下するとともに，見かけの半減期が長くなりますが，AUCは変化しません（図1）。そのため，繰り返し投与時において，1日投与量が同じであれば，定常状態の平均血中濃度は変化しません（図3）。半減期が長くても，より高い血中濃度まで蓄積していくわけではないのです。

●非経口製剤におけるフリップフロップ

フリップフロップを応用した製剤は，徐放性経口製剤以外でもあります。持続性ペニシリン製剤であるステルイズ®水性懸濁筋注（ベンジルペニシリンベンザチン水和物）は梅毒の治療に用いられますが，見かけの半減期は188.8 hr[7]と，通常の注射製剤（注射用ペニシリンGカリウム）における半減期（約30分）[8]に比較し非常に長くなっています。ベンジルペニシリンベンザチン水和物は，溶解性が低く，筋肉内の注射部位から徐々に放出され，加水分解されてベンジルペニシリンとなり循環血中へ吸収されます。吸収が非常に遅いために，それが長い半減期として現れていることになります。これにより，長期間にわたり殺菌に必要な血中濃度を維持することが可能となります。このような注射部位からの吸収を遅らせることで持続性をもたらす注射剤はほかにも数多くあります。

Step3 伝えカタ

フリップフロップは専門的な内容ですので，医師や看護師などに詳細を説明する機会はないと思われます。「吸収がとても遅いので，半減期が長い」といった表面的な説明だけでも，それほど疑問には思われないでしょう。その薬物がフリップフロップを起こしているかどうかを正確に判断するには，静注時と半減期を比較するなど，静注時を含めた動態データの詳細を検討する必要があります。臨床現場では現実的ではありませんし，その必要性に迫られることはほとんどないと思います。薬剤師としては，フリップフロップ現象が起きた際の血中濃度推移の変化とその解釈について理解しておくことが大切です。

フリップフロップが生じている場合，血中濃度推移から得られる半減期の取り扱いには注意が必要です。前述したように，血中濃度推移から得られる見かけの半減期は吸収速度定数を表すため，本来の消失半減期とは異なり患者の処理能力を反映していません。定常状態への到達時間は，この吸収速度定数が反映された見かけの半減期を用いて構いませんが，定常状態の濃度域が高くなるか低くなるかは，患者の薬物の処理能力（全身クリアランス）によりますので，見かけの半減期に惑わされないようにしましょう。

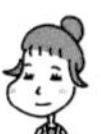

薬剤師：どちらも静注製剤の半減期よりも長くなっているので，いわゆる“フリップフロップ”が起きている可能性があるね。

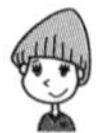

実習生：…あ，授業でやったような気がします。

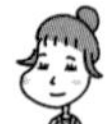

薬剤師：吸収の速さが処理よりも遅いときには，血中濃度の半減期は吸収の速さを表すんだね。

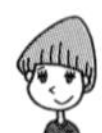

実習生：そうでした。だから，溶け方が異なる2つの製剤で半減期が違うんですね。

今回は，フリップフロップと吸収速度定数，消失速度定数について確認しました。意外と身近な薬物にも応用されている現象でした。吸収を遅らせる製剤工夫だけで，見かけの半減期を変えてしまえるとはなんとも便利ですね。

今回まで6回にわたり「くすりの動態パラメータの読みカタ・使いカタ」として，動態パラメータやその活用などについて整理してきました。次回からは，「くすりの血中濃度推移から考える薬物治療」として，薬物治療を行うにあたって気になる血中濃度推移にまつわる事柄を取り扱っていきます。

◆ 文　献

1) 田辺三菱製薬株式会社：ヘルベッサー錠，添付文書（2023年7月改訂，第1版）
2) 田辺三菱製薬株式会社：ヘルベッサーRカプセル，添付文書（2023年7月改訂，第1版）
3) 田辺三菱製薬株式会社：医療関係者向け情報サイトmedical view point，製品情報“ヘルベッサーQ & A”（https://medical.mt-pharma.co.jp/di/qa/her/）（アクセス日：2022年10月10日）
4) 田辺三菱製薬株式会社：ヘルベッサー注射用10・50，添付文書（2023年7月改訂，第1版）
5) Fredrick MJ, et al：Furosemide absorption in patients with cirrhosis. Clin Pharmacol Ther, 49：241-247, 1991
6) Yanez JA, et al：Flip-flop pharmacokinetics--delivering a reversal of disposition：challenges and opportunities during drug development. Ther Deliv, 2：643-672, 2011
7) ファイザー株式会社：ステルイズ水性懸濁筋注60・240万単位シリンジ，インタビューフォーム（2022年1月改訂，第2版）
8) Meiji Seikaファルマ株式会社：注射用ペニシリンGカリウム20・100万単位錠，インタビューフォーム（2020年9月改訂，第11版）

PART.3

くすりの血中濃度推移から考える薬物治療

13 次回までの投与間隔はどのくらい空ける？ ～飲み忘れ分の服用タイミングと血中濃度推移～

key Words

飲み忘れ，投与間隔，半減期，最高血中濃度到達時間（T_{max}）

前回まで動態パラメータの基本やその活用について整理してきましたが，PART.3では「くすりの血中濃度推移から考える薬物治療」と題して，薬物治療における血中濃度推移の変化について考えていきたいと思います。

初回は，投与間隔についてです。教科書的にいえば，1日3回の投与であれば投与間隔は8時間ごと，1日2回では12時間ごと，1日1回は24時間ごとです。しかし特に経口製剤では，服用時刻は患者の生活リズムや食事の時刻によって変化し，実際の投与間隔は不規則です。ときには飲み忘れて遅い時刻に服用することもあるでしょう。今回は，飲み忘れた分の服用タイミング（次回までの投与間隔）の違いで血中濃度推移がどのように異なるかについて，基本的な考え方を確認していきましょう。一般に，薬物を飲み忘れたときの対応は，薬理作用の発現や持続時間なども考慮する必要がありますが，ここでは血中濃度の変化について着目して説明します。

Check Points

Step1 読みカタ

- 一般に，1/3×$T_{1/2}$の時間経過では，血中濃度低下は20%以内にとどまる。
- 薬物の分布が速やかなとき，投与間隔≦1/3×$T_{1/2}$では，2回分を一度に服用したときの血中濃度上昇に近くなる。

Step2 使いカタ

- 半減期が短く，吸収時間を無視できない薬物では，投与間隔にT_{max}も入れて考える。
- 半減期が短い1日3回服用の経口製剤では，投与間隔≧$T_{max}+T_{1/2}$とすることで2回分を一度に服用した時の血中濃度上昇よりも低くなる。

Step3 伝えカタ

- 前述の投与間隔は，投与時刻の接近によりC_{max}が大きく上昇するのを回避するための目安であり，薬理作用の面から別の対応が必要かどうかを確認してから伝える。
- パラメータは個人差があるため，あくまでも目安として，「時間」単位で伝える。

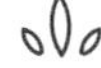

服用間隔が近すぎる!?

フロモックス®（セフカペンピボキシル塩酸塩水和物）錠を処方された患者の服薬指導を行った薬学部実習生より話があった。

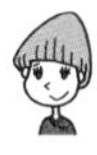

実習生：1日3回の服用方法について説明したときに，患者さんから「昼食時の薬を飲み忘れてしまうことが多い」と言われました。このあいだ教えていただいたように，「気づいたときにすぐ服用し，次回からはそのまま服用してください。2回分を一度に服用しないでください」と伝えることができました[1)]。

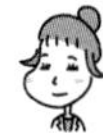

薬剤師：あのとき確認した飲み忘れへの対応が役に立ったようだね。

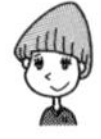

実習生：はい。でも，そのあと患者さんから「夕食の直前に気づいたらどうしたらいいですか？」と聞かれたんですが，うまく答えられませんでした。服用時間が近すぎると，2回分を一度に服用したのと同じように血中濃度が上がってしまうように思います。具体的にどのくらいの時間が空いていればよいのでしょうか？

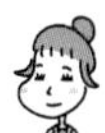

薬剤師：具体的に……（たしか，1日の服用回数別に目安の時間があったような…）。

<参考>

くすりのしおり フロモックス錠75mg：用法・用量（この薬の使い方）

- 飲み忘れた場合は，気がついたときにすぐに飲んでください。あとは指示どおりの時間に飲んでください。絶対に2回分を一度に飲んではいけません。

〔塩野義製薬株式会社：フロモックス錠75mg，くすりのしおり（2014年10月改訂）より〕

Step1 読みカタ

セフカペンピボキシル塩酸塩水和物は経口用第三世代セフェム系抗菌薬であり，吸収時にエステラーゼにより加水分解を受けてセフカペンとなり抗菌作用を示します。一般にセフェム系抗菌薬は，24時間のなかで血中薬物濃度が最小発育阻止濃度（MIC）を上回っている時間の割合（time above MIC）が抗菌作用に重要であることが知られています。1回分を飲み忘れた場合でも，血中濃度が低下する時間を短くするために，なるべく1日3回分の服用を維持したい薬物の一つです。150mgを1日3回繰り返し投与した際のT_{max}は2.8hr，$T_{1/2}$は1.2hrと報告されています[2),3)]。

飲み忘れた分とあわせて「2回分を一度に服用」したときに懸念されるのは血中濃度ピーク値の上昇です。飲み忘れた分と次回分について，時間を空けてそれぞれ服用することで血中濃度上昇を抑えることができますが，その程度は投与間隔に影響されます。

投与間隔による血中濃度上昇の違いについて，まず，急速静注を例に確認していきましょう（図1）。組織への分布が非常に速やかな薬物の場合，投与から$T_{1/2}$が経過すると，薬物の血中濃度はC_{max}の50%まで低下します。その時点で次の投与を行うと，2回分をまとめて投与したとき（点線）と比較し血中濃度のピーク値は大きく低下します（赤色実線）。一方，投与間隔が$T_{1/2}$の1/3以下（投与間隔≦1/3×$T_{1/2}$）の場合，C_{max}からの血中濃度低下は20%以内にとどまります。そのため，その状態で次の投与がされると，2回分をまとめて投与した時の血中濃度上昇（点線）近くまでピーク値が上昇してしまうことがわかります（黒実線）。

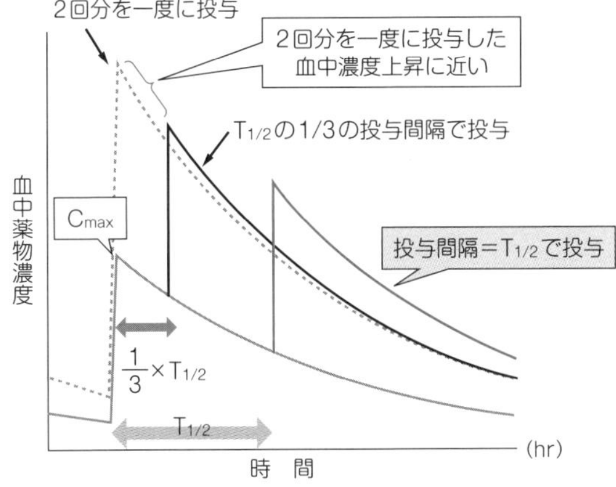

線形1-コンパートメントモデルに従う薬物を繰り返し急速静注後の血中濃度推移（通常スケール）。実線はすべて同じ投与量，点線は灰色実線の2倍の投与量で投与，黒実線：$T_{1/2}$の1/3の投与間隔で投与，赤色実線：$T_{1/2}$と等しい投与間隔で投与

図1　投与間隔と血中濃度推移の変化（急速静注時）

Step2　使いカタ

経口投与においては，薬物が吸収される時間についても考慮が必要な場合があります。$T_{1/2}$が長めで，$T_{1/2}$に比較して吸収に要する時間がかなり短い場合には，経口投与でも急速静注のときと同様に考えることができます[4)]。一方，$T_{1/2}$が短く，吸収に要する時間が無視できない場合には，吸収される時間も投与間隔に入れて考えます。吸収時間の指標には，最高血中濃度到達時間（T_{max}）を用います。

フロモックス®錠のような1日3回で服用する薬物では，半減期が1〜3時間程度と短く，T_{max}も同程度の時間を示すものが多いため，投与間隔の空け方に吸収時間（T_{max}）を入れて考えるとよいでしょう。静注時での考え方と同じで，T_{max}から$T_{1/2}$の1/3の時間しか経過していない時点ではC_{max}からの血中濃度低下が少ないです。そのため，投与間隔が$T_{max}+1/3\times T_{1/2}$程度では，2回分をまとめて服用した時の血中濃度近くまで上昇してしまいます（図2**A**，赤色実線）。

実際にはT_{max}後も吸収が続いていることを考慮すると，次回分までの投与間隔はT_{max}と$T_{1/2}$を加算した時間以上（投与間隔$\geqq T_{max}+T_{1/2}$）とすることで2回分を一度に服用したときの血中濃度上昇よりも低くするこ

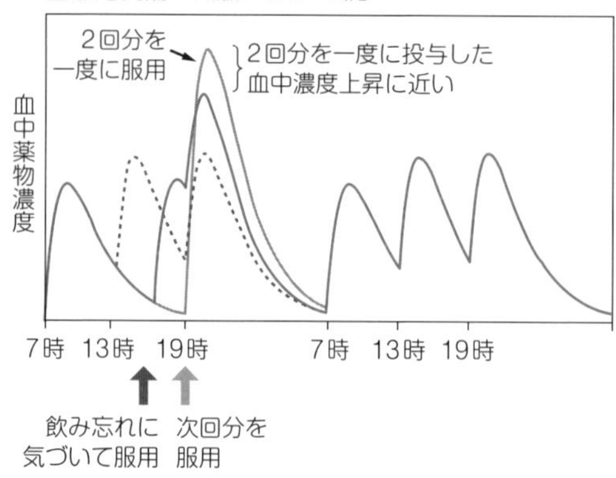

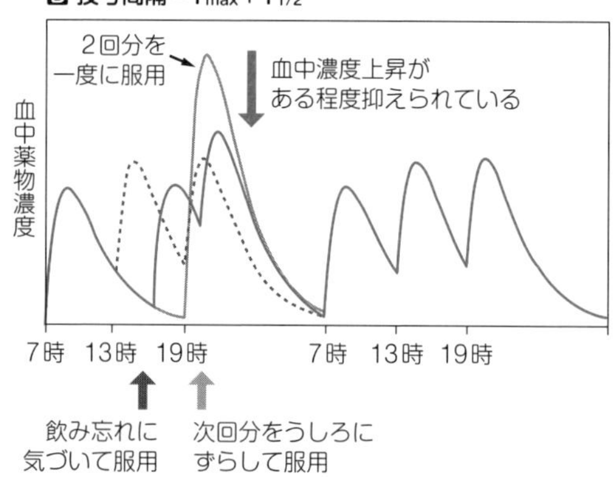

線形1-コンパートメントモデルに従う薬物を繰り返し経口投与後の血中濃度推移（通常スケール）。（T_{max}＝2時間，$T_{1/2}$＝2時間）
点線：1日3回食後（7時，13時，19時）に定期的に服用したときの血中濃度推移
A 赤色実線：昼食後服用分を飲み忘れて16時20分に服用し，次回は指示通り19時に服用した場合
B 赤色実線：昼食後服用分を飲み忘れて16時20分に服用し，次回は4時間後の20時20分にずらして服用した場合
なお，投与時刻はフロモックス®錠 第1相臨床試験[3)]を参考に設定した。

図2　昼食後の薬物の飲み忘れと次回投与との投与間隔のイメージ（1日3回の経口投与）

とができると考えられます（図2B）。図2Bの赤色実線は，飲み忘れた分を服用した後，次回分の服用時刻をうしろにずらして投与間隔を$T_{max}+T_{1/2}$としたときの血中濃度推移です。投与間隔をある程度確保したことで，2回分を一度に服用したときと比較し，血中濃度上昇が抑えられていることがわかります。

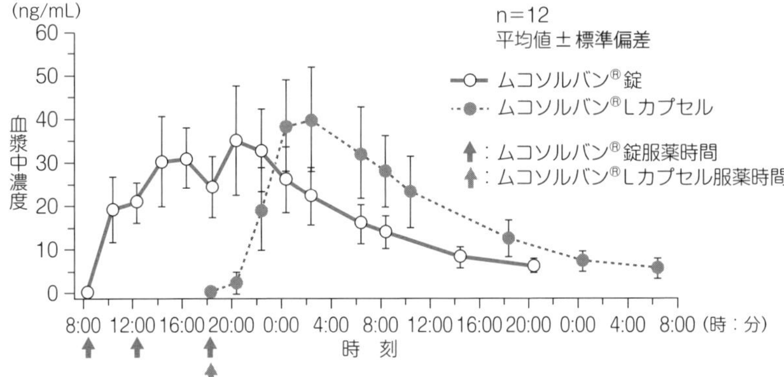

赤色実線：健康成人12名，ムコソルバン®錠を1回15mg 1日3回（8時，12時，18時）服用したときの血漿中アンブロキソール濃度推移

図3　ムコソルバン®錠反復投与時の血中アンブロキソール濃度推移

〔帝人ファーマ株式会社：ムコソルバン錠15mg・内用液0.75%・小児用シロップ0.3%・小児用DS 1.5%・L錠45mg，インタビューフォーム（2022年3月改訂，第10版）より〕

Step3　伝えカタ

前述した方法で求めた投与間隔は，あくまでも投与時刻の接近によりC_{max}が大きく上昇するのを回避するための目安です。糖尿病治療薬など，薬理作用の面から別の対処が必要な薬物もありますので，それぞれの薬物の飲み忘れ時の対応を確認したうえで伝えるようにしましょう。また，添付文書やインタビューフォームに記載されているT_{max}や$T_{1/2}$の値は平均値であり，個人差があります。そのため，あまり細かな数字として，空けてほしい投与間隔を示しても意味がないでしょう。そのため「時間」単位で十分と思われます。

薬物によっては，通常の服用方法ですでに投与間隔が「$T_{max}+1/3\times T_{1/2}$」程度となっている場合があります。図3は，ムコソルバン®錠（アンブロキソール塩酸塩錠）の血中濃度推移（1回15mg 1日3回）です。T_{max}は2hr，$T_{1/2}$は約5hrと報告されていることから，$T_{max}+1/3\times T_{1/2}$は約4hrです[5)]。図3からわかるように，投与間隔が4hrである朝昼の服用間で血中濃度の低下はほとんどみられず，そのまま上昇しているのがわかります。1日の投与回数の割には半減期が長く，通常の投与間隔が$T_{max}+1/3\times T_{1/2}$程度となっている場合には，それより投与間隔を長くするように伝える必要はありません。

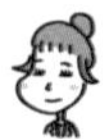
薬剤師：それぞれの薬物の半減期によるね。1日3回の薬物は半減期が短いから，吸収が終わってから半減期分以上の時間が空いていたほうが血中濃度は上がりにくくなるんだ。フロモックス®錠は，T_{max}が2.8hr，$T_{1/2}$が1.2hrだから，4hr以上空けば2回分まとめて服用するほどは血中濃度が上昇しなくて済むと考えられるよ。

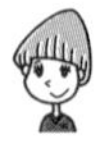
実習生：そうなんですね。

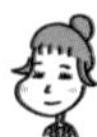
薬剤師：でも，この投与間隔の目安は，2回分を一度に服用したときの血中濃度上昇を避けるためのものなんだ。糖尿病治療薬など，薬理作用の面からは別の対処が必要な薬物もあるから，飲み忘れ時の対応をそれぞれ確認する必要があるね。

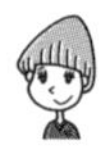
実習生：はい。わかりました。

今回は，投与間隔の違いによる血中濃度上昇の変化について確認しました。一般に，投与時刻が不規則であっても，1日の投与量が同じであれば，定常状態平均血中濃度は変化しません。服用時刻のずれによる血中濃度推移の変化が，効果や有害反応の現れ方に影響するかどうかは，薬物によります。薬理作用の予測までは難しいですが，次回投与までの間隔が短くなったときの血中濃度推移をイメージする参考にしていただけたらと思います。

次回も引き続き，薬物治療において気になる血中濃度推移にまつわる事柄を取り扱っていきます。

◆ 文 献

1) 塩野義製薬株式会社：フロモックス錠75mg，くすりのしおり（2014年10月改訂）
2) 塩野義製薬株式会社：フロモックス錠75mg・100mg・小児用細粒100mg，インタビューフォーム（2022年9月改訂，第17版）
3) 中嶋光好，他：新規エステル型経口セフェム剤，S-1108の第1相臨床試験．Chemotherapy，41（S-1）：109-125, 1993
4) Michael EW，他：新訂ウィンターの臨床薬物動態学の基礎 投与設計の考え方と臨床に役立つ実践法．じほう，2013
5) 帝人ファーマ株式会社：ムコソルバン錠15mg・内用液0.75%・小児用シロップ0.3%・小児用DS 1.5%・L錠45mg，インタビューフォーム（2022年3月改訂，第10版）

14 負荷投与の量は単に多ければよいのか？ ～負荷投与と維持投与～

key Words

負荷投与，維持投与，蓄積率

第2回は，負荷投与と維持投与についてです。“負荷投与”は，英語のloading doseから“ローディング”ともよばれ，維持投与量よりも多い量を“負荷”する投与方法です。負荷投与は初回あるいは投与開始初期に行われ，その後，投与量を下げて維持投与が行われます。今回は，負荷投与の意味と維持投与との関係性について，血中濃度推移の変化に着目しながら確認をしていきましょう。

Check Points

Step1 読みカタ

- 負荷投与を行うと，投与開始初期の低い血中濃度を底上げし，早期に目標とする血中濃度に到達させることができるため，効果発現が早まることが期待される。
- 時間の経過とともに負荷投与による影響が少なくなり，最終的な定常状態の血中濃度推移は維持投与のみと変わらない。

Step2 使いカタ

- 理論的には，維持投与量に蓄積率を乗じた量を1回目に負荷投与すれば，見かけ上，1回目から定常状態と同程度の血中濃度を維持することが可能となる。
- 安全性などの観点から，負荷投与量をまとめて投与せず，分割して投与する場合もある。

Step3 伝えカタ

- 決められている負荷投与量とその方法についてしっかり伝えることが大切。単に維持投与量よりも多い量を負荷すればよい，というものではないことを理解する。
- 蓄積性がない薬物であっても，速やかな薬効発現を目的に負荷投与が行われることもあるため，目的を確認したうえで説明する。

負荷投与量はどのくらい!?

抗SARS-CoV-2剤であるゾコーバ®錠（エンシトレルビルフマル酸）の用法・用量[1)]について，薬学部実習生と確認をしている。

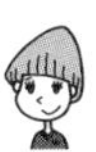
実習生：ゾコーバ®錠は1日目だけ3錠を服用するのですね。

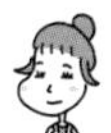
薬剤師：いわゆる負荷投与だね。

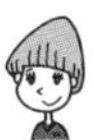
実習生：なぜ，1日目は2錠じゃなくて3錠なのでしょうか？

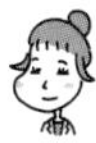
薬剤師：…（え…？）。

ゾコーバ®錠125 mgの用法・用量

通常，12歳以上の小児および成人にはエンシトレルビルとして1日目は375 mgを，2日目から5日目は125 mgを1日1回経口投与する。

〔塩野義製薬株式会社：ゾコーバ錠125 mg，添付文書（2023年10月改訂，第7版）より〕

Step1 読みカタ

「抗菌薬TDM臨床実践ガイドライン」[2)]では，負荷投与とは，「1回投与量や1日投与回数を増やすことにより，早期に目標とする血中濃度に到達させるための投与設計である」とされています。したがって，投与

A 負荷投与量＝維持投与量の1.5倍（蓄積率より少ない）としたとき

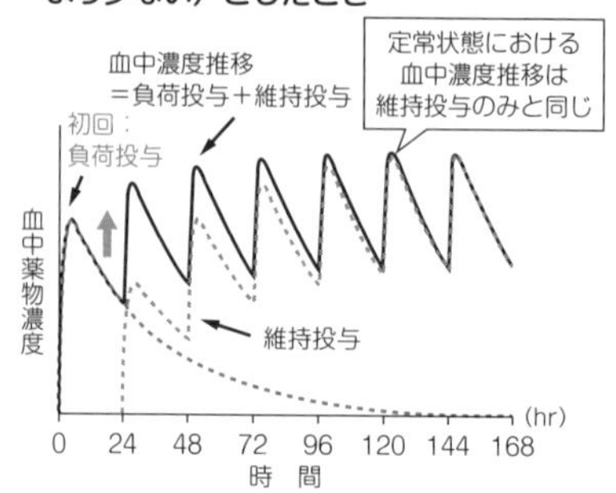

B 負荷投与量＝維持投与量の2倍（蓄積率に等しい）としたとき

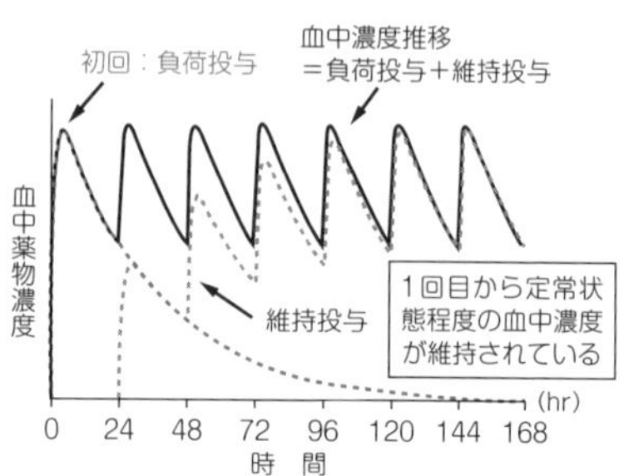

線形1-コンパートメントモデルにしたがう薬物を繰り返し経口投与時の血中濃度推移。ただし，負荷投与，維持投与ともに1日1回，半減期24 hrを仮定（蓄積率R＝2）。

図1　負荷投与と維持投与における血中濃度推移

開始初期の投与量から，疾病の改善に伴い減量していくような場合は，「負荷投与」とはよびません。

PART.2 くすりの動態パラメータの読みカタ・使いカタの第5回（93頁参照）でお話ししたように，薬物の血中濃度が定常状態になるには，その薬物の半減期の約4〜5倍程度の時間が必要とされています。したがって，半減期が長い薬物では，血中濃度が上昇し定常状態になるまでに時間を有し，薬物の効果発現も遅くなる可能性があります。負荷投与を行うと，投与開始初期の低い血中濃度を底上げして補うことができるため，効果発現が早まることが期待されます。バンコマイシンなど半減期がそれほど長くない薬物でも，このような効果を期待して負荷投与される場合があります[2)]。

薬物を複数回投与したときの血中濃度推移は，各投与により生じる血中濃度の総和です。負荷投与に続いて維持投与を行ったときの血中濃度推移もそれらの和として現れます。**図1**は，繰り返し経口投与において，初回時に負荷投与を行った場合の血中濃度推移です。負荷投与により投与初期の血中濃度に上昇がみられますが，時間の経過とともに負荷投与による影響が少なくなっていることがわかります。最終的な定常状態は維持投与のみにより形成されますので，定常状態の血中濃度推移は維持投与のみと変わりません。あくまでも，負荷投与による底上げにより，見かけ上，投与初期の血中濃度が上がっている，という状態なのです。

Step2 使いカタ

投与初期の血中濃度推移がどのようになるかは，負荷投与量やその方法によります。線形性を示す薬物を反復投与する場合，理論的には，維持投与量に蓄積率を乗じた量を1回目に負荷投与すれば，見かけ上，1回目から定常状態と同程度の血中濃度を維持することが可能です（図1**B**）。負荷投与量がそれよりも低めの場合には，維持投与によってさらに血中濃度が上昇し，定常状態で落ち着きます（図1**A**）。また，安全性などの観点から負荷投与量をまとめて投与せず，分割して投与する場合もあります。

$$蓄積率R = \frac{1}{1-e^{-ke\cdot\tau}} = \frac{1}{1-\left(\frac{1}{2}\right)^{\frac{\tau}{T_{1/2}}}}$$

（ただし，keは消失速度定数，τは投与間隔，$T_{1/2}$は半減期）

図2は，ゾコーバ®錠の反復投与時の血中濃度推移です[1),3)]。ゾコーバ®錠は，投与期間を通じて抗ウイルス作用に必要な血漿中濃度を維持するため，負荷投与を行うことになっています。日本人健康成人男性における単回経口投与後の血中濃度推移最終相の半減期は約42～46hrであり[3)]，1日1回投与の場合の蓄積率は，上記式を用いて算出すると3.0～3.3程度となりますので，維持投与量の3倍量である375mgを初回に投与することで，1日目から定常状態と同程度の血中濃度が維持できていると考えられます[3)]。

数日間にわたって負荷投与を行うものとして，抗MRSA薬であるテイコプラニンがあります。維持投与では1日1回の投与ですが，負荷投与では維持投与量の約1.5～1.8倍の量を投与開始1～3日目で計5回投与することが推奨されています[2)]。テイコプラニン単回静脈内投与時の半減期（$T_{1/2\gamma}$）は46.1～55.9hrであり[4)]，定常状態まで1週間以上を要します。定常状態におけるトラフ値は維持投与によりますが，TDMにおいて指標としている投与開始4日目のトラフ値は，むしろ3日目までの負荷投与方法に左右されます。そのため，テイコプラニンでは，4日目のトラフ値の目標値に応じて複数の負荷投与方法がガイドラインで示されています[2)]。

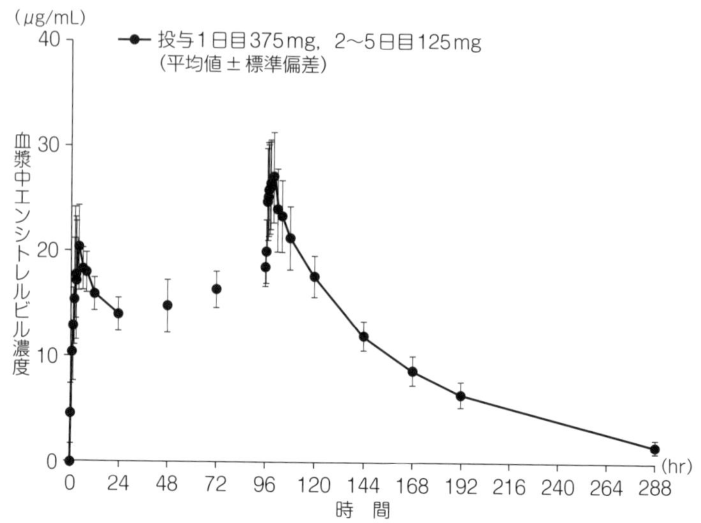

健康成人女性8例に5日間（エンシトレルビルとして1日目は375mg，2日目から5日目は125mg）空腹時反復経口投与したときの血漿中濃度推移。

図2 ゾコーバ®錠を反復投与後の平均血漿中濃度推移

Step3 伝えカタ

このように，負荷投与量や投与方法は薬物によってさまざまですが，蓄積率や目標血中濃度推移，安全性の観点などから決められています。それぞれの薬物で決められている負荷投与量とその方法についてしっかり伝えることが大切です。単に維持投与量よりも多い量を負荷すればよい，というものではないことを理解しましょう。必要に応じて投与間隔と半減期を用いて蓄積率を計算してみると，負荷投与量の理解に役立つ場合があります。

一方，蓄積性がない薬物であっても，速やかな薬効発現を目的に負荷投与が行われることもあるため，説明の際には注意しましょう。クロピドグレルやプラスグレルは，活性代謝物の半減期が短く，1日1回繰り返し投与時の蓄積率は約1であり，定常状態を目指した血中濃度上昇のための負荷投与は必要ない薬物です[5),6)]。したがって，これらの薬物の初回投与における負荷は，血中濃度を底上げすることではなく，速やかな血小板凝集抑制作用を得る目的で行われます。

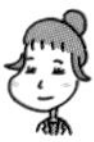
薬剤師：負荷投与を行う理由は何かな？

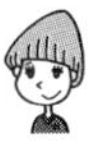
実習生：早い時期から血中濃度を高めるためです。

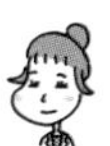
薬剤師：そうだね。この薬物では1日目から血中濃度を高めて維持することで早くから薬効を得ることを目的としているね。一般的に，負荷投与量を維持投与の蓄積率倍の量とすることで，1日目から定常状態に近い血中濃度を維持できるんだ。蓄積率を計算してみようか。

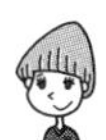
実習生：えっと…，約3です。なるほど。蓄積率が3に近いので，維持投与量の3倍である3錠を負荷するのですね。

今回は，負荷投与により投与開始早期に定常状態近くまで血中濃度を上昇させる投与方法について，血中濃度推移を確認しました。経口製剤を取り上げましたが，負荷投与は注射剤でもよく用いられる方法です。持続点滴静注に先立ち，急速静注で負荷する場合もあります。注射剤の負荷投与は，抗菌薬や抗真菌薬で比較的よくみられますので，ぜひ確認してみてください。

◆ 文　献

1) 塩野義製薬株式会社：ゾコーバ錠125mg，添付文書（2023年10月改訂，第7版）
2) 日本化学療法学会抗菌薬TDMガイドライン作成委員会，他：抗菌薬TDM臨床実践ガイドライン2022（2022年4月，第1版）
3) 塩野義製薬株式会社：ゾコーバ錠125mg，インタビューフォーム（2023年10月改訂，第7版）
4) サノフィ株式会社：注射用タゴシッド200mg，インタビューフォーム（2023年5月改訂，第15版）
5) サノフィ株式会社：プラビックス錠25mg・75mg，インタビューフォーム（2023年1月改訂，第25版）
6) 第一三共株式会社：エフィエント錠2.5mg・3.75mg・5mg・OD錠20mg，インタビューフォーム（2023年3月改訂，第17版）

15 点滴時間の違いと血中濃度推移の見カタ

key Words

点滴時間，半減期，最高血中濃度（C_{max}）

注射剤を輸液に混合して点滴静注する投与方法は広く行われています。24時間持続的に点滴する方法のほか，決められた時間ごとに短時間で点滴する方法（間欠的投与）があります。間欠的投与の点滴時間については，添付文書に明記されている注射剤もありますが，多くの注射剤でははっきりとした投与時間は記載されていません。同じ注射剤を同量投与する場合でも，輸液量などにより点滴時間が異なることがあります。そのようなとき，点滴時間の違いが血中濃度推移に影響するのかどうか疑問に思ったことはありませんか？　今回は，注射剤の点滴時間と血中濃度推移の見カタについて考えていきます。

Check Points

Step1 読みカタ

- 点滴中であっても体内からの消失を同時に受けるため，点滴時間が長ければ消失の影響をより受けることになる。
- 点滴時間が長いと，点滴中の血中濃度の上昇は緩やかになり点滴終了直後の血中濃度（C_{max}）は低くなるが，C_{max}低下の程度は点滴時間と薬物の半減期との関係性により変わる。
- 点滴時間が異なってもAUCや定常状態の平均血中濃度は変わらない。

Step2 使いカタ

- 点滴時間が薬物の半減期の1/6未満であれば点滴中の薬物の消失はわずかであり，急速静注とみなすことができる。

- 点滴時間が長くなるにつれて，点滴終了直後の血中濃度は低下するが，点滴時間の差が半減期に比較して十分に小さければC_{max}の差はそれほど大きくない。

Step3 伝えカタ

- 点滴時間や投与速度が決められているかを添付文書などで確認し，その内容を伝えることがまず重要となる。
- 点滴時間の違いによる影響について説明する際には，点滴に伴う血中濃度上昇の速さの変化だけでなく，点滴終了直後のC_{max}の変化についても説明するとよい。

点滴時間の違いでC_{max}が変わる!?

トレアキシン®点滴静注液（ベンダムスチン塩酸塩水和物）100 mg/4 mLの投与方法[1]について，医師から問い合わせがあった。

【トレアキシン®点滴静注液100 mg/4 mL：用法・用量】（抜粋）
〈再発または難治性のびまん性大細胞型B細胞リンパ腫〉
○リツキシマブ（遺伝子組換え）併用の場合
通常，成人には，ベンダムスチン塩酸塩として120 mg/m²（体表面積）を1日1回10分または1時間かけて点滴静注する。投与を2日間連日行い，19日間休薬する。これを1サイクルとして，最大6サイクル投与を繰り返す。なお，患者の状態により適宜減量する。

〔シンバイオ製薬株式会社：トレアキシン点滴静注液100 mg/4 mL，添付文書（2023年8月改訂，第5版）より〕

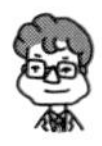

医　師：ベンダムスチンは，以前は1時間かけて点滴静注していましたが，点滴静注液だと投与時間が10分間でもよくなったんですよね。有効性や安全性は変わらないと聞いていますが，血中濃度推移も変わらないのですか？

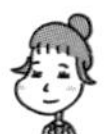

薬剤師：（添付文書を確認して…）同じ投与量のとき，AUCは同等ですが，10分投与ではC_{max}は2倍強に増加することが報告されています[1),2)]。

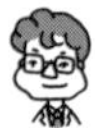

医　師：C_{max}というと，点滴終了直後の血中濃度ですね。C_{max}は大きく変化するものの，有効性や安全性は変わらない，ということですね。

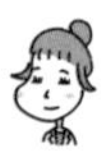

薬剤師：そのとおりです。

【16. 薬物動態：16.1.3 10分投与と1時間投与の比較】

外国人がん患者に，クロスオーバー法で本剤120 mg/m^2/日を10分かけて点滴静注したときと，120 mg/m^2/日を1時間かけて点滴静注したときの薬物動態パラメータは以下のとおりであった。本剤の1時間投与時に対する10分投与時の$AUC_{0\text{-}t}$及びAUC_{inf}は，事前に規定された同等性の判断基準（幾何平均値の比の90%信頼区間が0.80～1.25）の範囲内であった。

投与時間	例数	$t_{1/2}$ (hr)	T_{max} (hr)	C_{max} (ng/mL)	$AUC_{0\text{-}t}$ (ng・hr/mL)	V_z (mL/kg)	CL (mL/hr/kg)
10分	38	0.65 ±0.24	0.20 ±0.06	19158 ±6414	10339 ±5096	340.54 ±177.26	382.97 ±209.67
1時間	38	0.60 ±0.18	0.97 ±0.17	8868 ±4202	10515 ±5873	322.75 ±192.11	406.88 ±304.25

（平均値±標準偏差）

$t_{1/2}$：消失半減期，T_{max}：最高濃度到達時間，C_{max}：最高濃度，$AUC_{0\text{-}t}$：t時間までの濃度・時間曲線下面積，V_z：末端消失相から算出した分布容積，CL：クリアランス

〔シンバイオ製薬株式会社：トレアキシン点滴静注液100 mg/4 mL，添付文書（2023年8月改訂，第5版）より〕

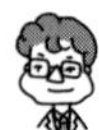

医　師：点滴時間で血中濃度が変わるのかいつも疑問だったんですよ。点滴時間が長くなるとC_{max}が半分以下に低下してしまうのなら，C_{max}を気にするような注射剤，例えば抗菌薬などでは特に点滴時間を細かく気にしたほうがよさそうですね。

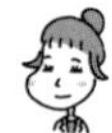

薬剤師：…（…どんな薬物でも，点滴時間の違いでC_{max}が2倍も変わるのかな…？）。

Step1 読みカタ

ベンダムスチン塩酸塩は，アルキル化剤のナイトロジェンマスタード化学構造と代謝拮抗薬であるプリンアナログ様化学構造をあわせもつアルキル化剤であり，古くから海外で造血器悪性腫瘍などに用いられてきました[2)]。わが国では，「低悪性度B細胞性非ホジキンリンパ腫およびマントル細胞リンパ腫」や「再発または難治性のびまん性大細胞型B細胞リンパ腫」などの適応を有します。凍結乾燥品製剤のトレアキシン®点滴静注用（25 mg，100 mg）のほか，2021年に発売された溶解操作が不要で用時調製操作が簡便なトレアキシン®点滴静注液（100 mg/4 mL）がありますが，いずれも生理食塩液で250 mLに調製した最終投与液を1時間かけて点滴静注する用法となっていました。その後，点滴静注液については，点滴時間を10分間に短くしたときの安全性と有効性が確認され，2022年2月に生理食塩液50 mLに加えて10分間で投与する10分投与の用法が追加されました。ただし現在，10分投与が認められているのは，点滴静注液のみであることに注意が必要です。

図1[2),3)]は，進行がん患者にベンダムスチン点滴静注液を10分間で点

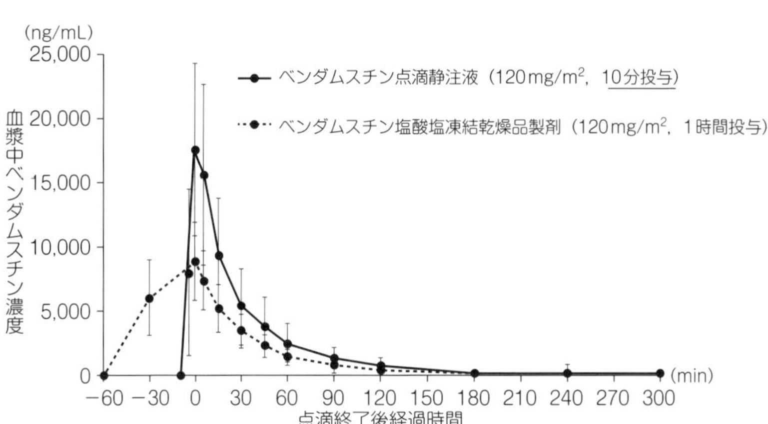

線形1-コンパートメントモデルに従う薬物を繰り返し経口投与時の血中濃度推移。(n＝38，平均値±標準偏差)

図1　10分投与と1時間投与における血漿中ベンダムスチン濃度推移（通常スケール）

〔シンバイオ製薬株式会社：トレアキシン点滴静注用25 mg・100 mg・トレアキシン点滴静注液100 mg/4 mL，インタビューフォーム（2023年8月改訂，第17版）／Cheung EM, et al：J Clin Pharmacol, 57：1400-1408, 2017より〕

滴静注あるいは凍結乾燥品製剤を1時間かけて点滴静注したときの血漿中ベンダムスチン濃度推移を示します。添付文書にも記載があるとおり，点滴終了直後の血中濃度であるC_{max}が10分投与では約2倍に上昇しているのがわかります。同一の投与量をより長い点滴時間で投与すると，投与する速さ（投与速度）が遅くなるため，点滴に伴う血中濃度の上昇は緩やかになります。さらに，薬物は点滴中であっても体内からの消失を同時に受けるため，点滴時間が長ければ消失の影響をより受けることになります。これらにより，点滴時間が長いと，点滴中の血中濃度の上昇は緩やかになり点滴終了直後の血中濃度は低くなります。しかし，その低下の程度は点滴時間と薬物の半減期との関係性により変化します。

一方，投与開始からのAUCは点滴時間により変化しません。線形性を示す薬物の場合，AUCは循環血液中に流入した薬物の量に比例しますので，直接血管に投与する点滴投与では，投与量が同じであればAUCは同じとなります。また，定常状態の平均血中濃度も点滴時間が異なっても変化はありません。

Step2　使いカタ

点滴時間が半減期より長い場合では，点滴中に半減期分以上の時間が経過するため，薬物は点滴中に体内からの消失を大きく受けます。一方，半減期に比較して点滴時間が十分に短いときは，点滴中の薬物の体内からの消失は比較的少ないことになります。ベンダムスチンの半減期は約0.6hr（約36分）[1),2)]であるため，1時間の点滴中に受ける消失が大きい一方，10分投与では少ないと考えられます。このように，ベンダムスチン点滴静注液の10分投与と1時間投与では，半減期と点滴時間の比率が大きく異なるため，点滴終了直後の血中濃度であるC_{max}が大きく異なっているのです。

●点滴時間の違いとC_{max}の変化

図2は，線形1-コンパートメントモデルで表される薬物について，同じ投与量を急速静注あるいは点滴で間欠的に投与したときの血中濃度推移です。点滴時間が長くなると，薬物の投与速度が遅くなるため血中濃

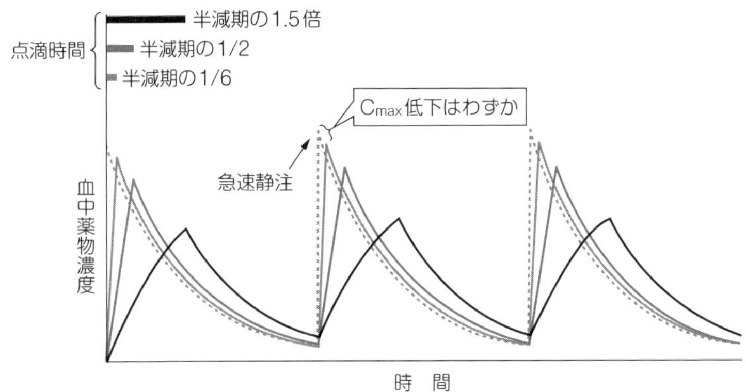

線形1－コンパートメントモデルで表される薬物を同じ投与量で急速静注あるいは異なる点滴時間で投与したときの血中薬物濃度推移シミュレーション（半減期＝2hr，投与間隔＝8hrを仮定）。図1と異なり，点滴開始時刻で揃えたグラフとなっている。
点線：急速静注（静脈内瞬時投与），灰色線：点滴時間＝半減期の1/6（＝20min）
赤色線：点滴時間＝半減期の1/2（＝1hr），黒線：点滴時間＝半減期の1.5倍（＝3hr）
灰色線と赤色線の点滴時間の差は半減期の1/3（＝40min），赤色線と黒線の点滴時間の差は半減期分（＝2hr）。

図2　点滴時間と血中薬物濃度推移

度の上昇が緩やかになり，点滴終了直後の血中濃度が低下しているのがわかります。一般に，点滴時間が薬物の半減期の1/6未満であれば点滴中の薬物の消失はわずかであり点滴終了直後の血中濃度は急速静注のC_{max}と同程度を示します（図2点線と灰色線）。そのため，点滴であっても急速静注とみなすことができるとされています[4]。点滴時間が長くなるにつれて，点滴終了直後の血中濃度は低下しますが，点滴時間の差が半減期に比較して十分に小さければC_{max}はそれほど変化しません。図2は半減期が2hrの薬物のシミュレーションです。点滴時間の差が40分間（半減期よりかなり短い）である灰色線と赤色線ではC_{max}の変化は少ないことがわかります。一方，点滴時間の差が半減期と同じ2hrである赤色線と黒線ではC_{max}が大きく異なっています。

Step3 伝えカタ

点滴時間や投与速度が決められているかを添付文書などでしっかり確認し，その内容を伝えることが重要です。効果や副作用の発現などの観点から決められていることが多く，安全性の観点からも遵守する必要があります。点滴時間の違いに伴う血中濃度変化に関しては，点滴時間が長くなると点滴に伴う血中濃度上昇が緩やかになることはイメージしやすいですが，点滴終了直後の血中濃度がどうなるかについてはわかりにくい部分です。点滴時間の違いによる影響を説明する際には，点滴に伴う血中濃度上昇の速さの変化だけでなく，点滴終了直後のC_{max}の変化についても説明するとよいでしょう。ただし，C_{max}が大きく変化するかどうかについては，点滴時間の差とその薬物の半減期を比べて考える必要があります。また前述したように，同じ投与量の場合，点滴時間が異なってもAUCや定常状態平均血中濃度は変化しません。そのあたりも，必要に応じて誤解のないように伝えたいポイントです。

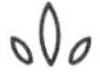

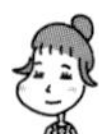

薬剤師：たしかに，点滴時間が長くなると，点滴による血中濃度の上昇は緩やかになってC_{max}は低下しますが，その低下の程度は薬物によって異なります。点滴時間の差が半減期に比較して十分に小さければC_{max}の変化はそれほど大きくなりません。

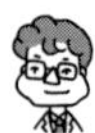

医　師：そうなのですね。薬物によって異なるのですね。

今回は，点滴時間の違いによる血中濃度推移の変化について確認しました。点滴時間が添付文書上で決められている医薬品以外では，点滴時間を気にすることは少ないかも知れません。点滴時間が異なってもAUCや定常状態平均血中濃度は変わらないこともあり，点滴時間の違いが効果や副作用の発現に直接結びつくとは限りません。しかし，抗菌薬など，血中濃度推移の変化をイメージできると薬物療法についてより理解しやすくなる薬物もありますので，ぜひ参考にしてみてください。

◆ 文　献

1) シンバイオ製薬株式会社：トレアキシン点滴静注液100mg/4mL，添付文書（2023年8月改訂，第5版）
2) シンバイオ製薬株式会社：トレアキシン点滴静注用25mg・100mg・トレアキシン点滴静注液100mg/4mL，インタビューフォーム（2023年8月改訂，第17版）
3) Cheung EM, et al：Safety and Pharmacokinetics of Bendamustine Rapid-Infusion Formulation. J Clin Pharmacol, 57：1400-1408, 2017
4) Michael E. Winter，他：新訂ウィンターの臨床薬物動態学の基礎 投与設計の考え方と臨床に役立つ実践法．じほう，2013

COLUMN

抗菌薬の作用と血中濃度推移

抗菌薬では，薬動力学的（PK/PD）パラメータに基づいた投与設計を行うことが効果的な抗菌作用につながります。抗菌薬には，濃度依存性抗菌薬と時間依存性抗菌薬があり，それぞれ投与設計の際に重要とされるPK/PDパラメータがあります（表1）。

表1　抗菌薬のPK/PDパラメータ

抗菌効果	PK/PDパラメータ	主な抗菌薬
濃度依存性抗菌作用	C_{max}/MIC AUC/MIC	キノロン系 アミノグリコシド系
時間依存性抗菌作用 （短い持続時間）	time above MIC （T>MIC％）	ペニシリン系 セフェム系 カルバペネム系
時間依存性抗菌作用 （長い持続時間）	AUC/MIC	グリコペプチド系 マクロライド系

MIC：最小発育阻止濃度

濃度依存性抗菌薬では，最高血中濃度やAUCを高めることが重要です。1日量が同じであればAUCは同じになりますが，C_{max}は投与設計によって変化します。C_{max}を高めるためには，1日量をまとめて1回で投与することが効果的です（図3**A**）。ニューキノロン系抗菌薬であるレボフロキサシン錠では，以前は1回100mg 1日2～3回でしたが，PK/PDの考え方に基づき，現在では1回500mgを1日1回服用に変更されています[1)]。ここで説明したように，注射剤では，点滴時間が半減期に比較して長すぎると点滴終了直後の血中濃度が低下してしまうので注意しましょう。

また，時間依存性抗菌薬のうち効果持続時間が短めの薬物では，24時間のうち，MIC以上の血中濃度を示す時間（time above MIC：T>MIC％）を長くする必要があります。半減期の短い薬物は多いので，1日量を複数回に分けて投与することで，ある程度の血中濃度を長めに維持することができます（図3**B**）。何らかの事情で，1日のうちのいずれかの回の投与ができないと，抗菌効果が低下してしまう懸念があるため注意が必要です。注射剤の場合，理論的には，点滴時間を長め（あるいは24時間持続点滴）にすることでtime above MICを長くできる可

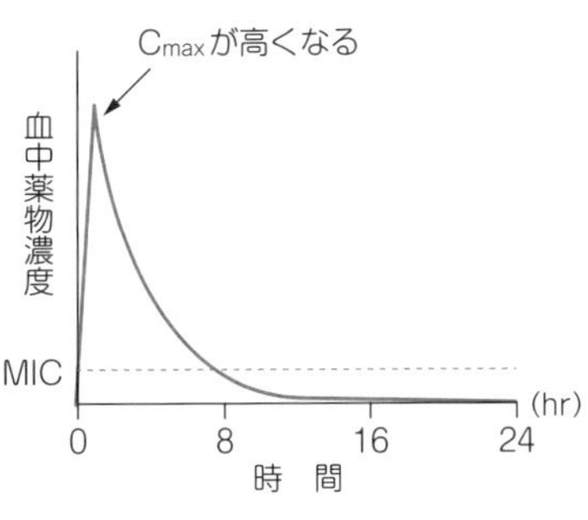

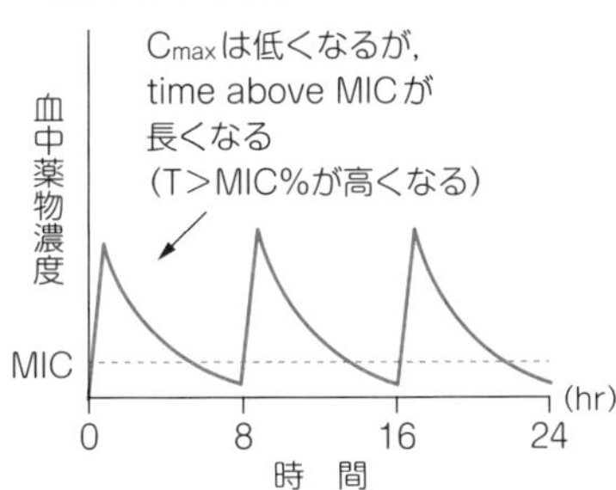

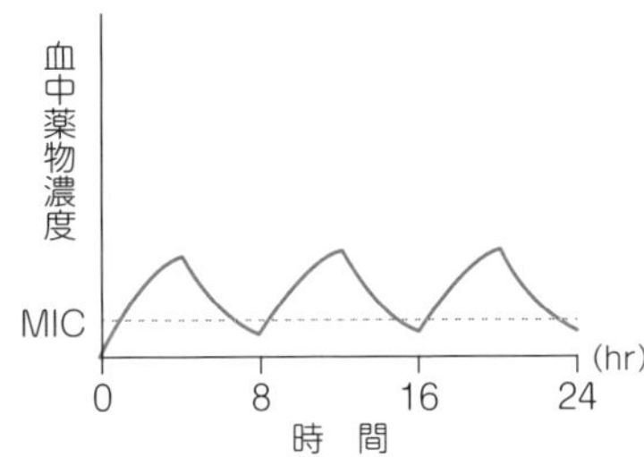

図3　1日量を1回投与，分割投与したときの血中濃度推移のイメージ

能性がありますが（図3🅒），その有用性については研究が行われている段階です。臨床現場における投与の煩雑さの問題もあり，一般的にはあまり行われていません。

◆ 文　献

1）第一三共株式会社：クラビット錠250mg・500mg・クラビット細粒10%，インタビューフォーム（2023年7月改訂，第18版）

16 くすりの母乳中への移行性を見極める ～乳汁中濃度と血中濃度～

key Words

母乳中薬物濃度，M/P比，相対的乳児投与量（RID），乳汁移行

第4回は，少し視点を変えて，血液以外の薬物濃度推移はどうなっているのか，くすりの母乳中の濃度推移と血中濃度推移との関係や，その時の母乳移行性に関する指標について整理していきましょう。

Check Points

Step1 読みカタ

- 母乳中の薬物濃度と血漿中の薬物濃度は基本的にほぼ並行に推移する。また母乳中薬物濃度は時間の経過とともに低下する。薬物の母乳中への移行しやすさは，分子量，脂溶性・水溶性，蛋白結合率，イオン化などの因子が影響する。

Step2 使いカタ

- 移行しやすさや，乳児への影響を示す指標はM/P比やRIDである。乳児への曝露はM/P比のみで判断するのではなくRIDの値を用いる。10%以下であれば比較的安全とされる。

Step3 伝えカタ

- 母親自身の体調を安定させることが第一優先である。薬物の特性と，服用のタイミング，乳児の哺乳量などを総合的に判断し，授乳継続可能かどうかは患者自身と相談しながら判断する。

母乳中への移行が報告されている薬物は投与を中止すべき!?

薬学部実習生が担当した患者が双極症に対しオランザピン5mgを1日1回内服していた。先月，出産したため児への授乳を行っているとのことであった。

オランザピンの添付文書[1)]を確認したところ，「授乳しないことが望ましい。ヒト母乳中への移行が報告されている」と書かれていた。さらにインタビューフォーム[2)]では，下記のような記載をみつけた。

> **(3) 乳汁への移行性**
>
> (外国人データ)
>
> 授乳中女性6例にオランザピン錠5または10mgを単回投与あるいは5mg/日を8日間連続投与した結果，オランザピンは母乳中へ移行し，移行率は血漿中濃度増加に伴い上昇した。母乳中濃度と血漿中濃度の比（M/P比；Milk/Plasma ratio）は約0.46で，投与量および投与方法に関連せず，ほぼ一定値を示した。乳児での安全性は確立されていないため，本剤服用中は授乳しないことが望ましいと考えられた。
>
> 〔日本イーライリリー株式会社：ジプレキサ錠5mg，インタビューフォーム（2020年9月改訂，第24版）より〕

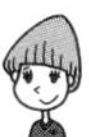

実習生：授乳中は薬物の内服はやめたほうがよいのではないでしょうか。母乳を介して乳児に影響しそうです。安全性が確立していないと書かれていますし。

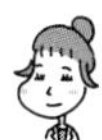

薬剤師：確かに，添付文書やインタビューフォームだけを見るとそう感じるかもしれません。母乳中の薬物に関する情報を少し整理してみましょう。

Step1 読みカタ

一般的に母乳中の薬物濃度と血液中の薬物濃度は平衡状態にあり，同様の濃度推移を示すとされています。オランザピンについては血液中濃

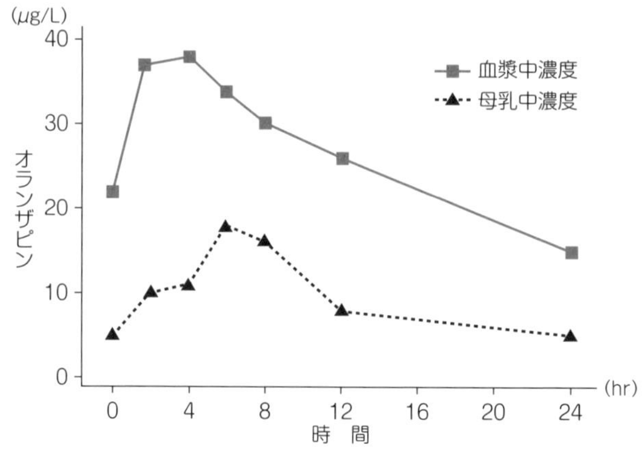

図1　オランザピンの血漿中および母乳中の濃度推移
〔Gardiner SJ, et al：Am J Psychiatry, 160：1428-1431, 2003〕

表1　母乳中へ移行しやすい薬物の特徴

特　徴	理　由
①分子量が小さい	分子量200以下の水溶性薬物は，膜中の細孔を通り母乳に移行します。高分子化合物などは母乳中に移行しにくいといえます。
②蛋白結合率が低い	蛋白結合率が低いと細胞膜を通過する遊離型の薬物の濃度が高くなり，移行しやすくなります。逆に蛋白結合率の高い薬物は細胞膜を自由に行き来できる薬物の割合が小さく，移行しにくいと考えられます。
③脂溶性が高い	脂溶性が高い薬物であるかつ非イオン形薬物であると非常に母乳移行性が高くなります。非イオン形は一般的に細胞膜を通過しますが，脂溶性が低いと細胞膜を通過する速度は遅く，母乳中へ移行しにくくなります。
④弱塩基性の薬物	母乳のpHはおよそ6.8程度であるため，血液のpHよりやや低くなっています（血液のpH値の正常範囲はおよそ7.35～7.45）。弱塩基性物質では血液中で分子形として存在し細胞膜を通過し母乳中へ移行しやすくなります。

度と母乳中濃度がほぼ並行に推移することが確認されています（図1）[3]。図1をみてもわかるとおり，母乳中へ移行した薬物は，血液中と同様に時間の経過とともに少なくなっていくことがわかります。つまり，母乳中へのみ蓄積されるようなことはありません。また，薬物の母乳中への移行しやすさは，主に単純拡散による移行であるため血漿と母乳間の濃度勾配によって決まりますが，分子量，蛋白結合率，脂溶性・水溶性，イオン化などの因子が影響します（表1）。

Step2 使いカタ

母乳中への移行のしやすさは表1の①〜④でおおよそ決定されますが，乳汁中への移行の程度は，M/P比を用いて示されます。文字どおり，「母乳中（Milk）の薬物濃度」と「血漿中（Plasma）の薬物濃度」の比の値です。この値が大きいほど母乳へ移行しやすく濃縮されやすい薬物であるとされます。ただし，オランザピンの濃度推移の図1をみてもわかるとおり，このM/P比は厳密にいえば測定時間によってばらつきがあります。薬物の用法，授乳回数，哺乳量などに影響を受けるとされ，脂溶性の低い薬物の場合は，細胞膜を通過する速度が遅いために，血液中濃度と母乳中濃度が並行に推移しない場合があります。そのため，M/P比を「母乳中の薬物のAUC」と「血液中の薬物のAUC」で算出するほうが望ましいとの意見もあります。

乳児への曝露はM/P比のみでは判断できません。そのため，代わりに相対的乳児投与量（relative infant dose：RID）という指標を用いて判断されます。このRID値が10%以下ならほぼ安全であるとされます。RID値は下記の式1で算出されます。

式1：

$$\text{RID（\%）} = \frac{\text{母乳を介して児が摂取した薬物量（mg/kg/day）}}{\text{母親の薬物摂取量（mg/kg/day）}} \times 100$$

しかし，この式の分子である「母乳を介して児が摂取した薬物量」は正確に計測することは困難です。そのため母乳中薬物濃度と月齢に応じた平均的な哺乳量からおおよその値で概算されます（図2）。

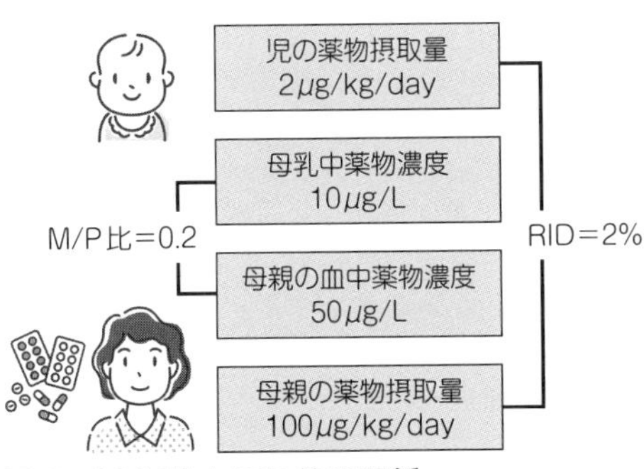

図2　M/P比とRID値の関係

Step3 伝えカタ

では，母乳哺育希望の母親から相談があった場合，どのように対応したらよいでしょうか。前述したように，母乳中の薬物濃度は，血中濃度推移と同様に時間の経過とともに低下していきます。さらに，経口剤であれば吸収過程がありますので，母乳中の薬物濃度が立ち上がるまでにある程度時間がかかります。つまり，薬物の内服直前・直後は比較的濃度が低い時間帯であり，乳児への薬物の影響を最小限にとどめることが可能であるといえます。このように，乳児への影響を最小限に抑えつつ対応策を考え，情報提供を行いましょう。

母乳育児は母親と乳児の双方に大きなメリットがあります。その場限りの短絡的な判断をしないよう，授乳中の薬物について正確な情報を把握し，患者に提供することが重要です。

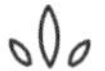

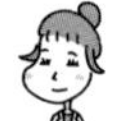

薬剤師：何よりもまずは母親の体調を安定させることが第一優先です。今回のオランザピンのM/P比はインタビューフォームによると0.46でした。この値を用いてRIDの値を計算してみましょう。RID値は前述の式1で示したとおり，「母乳を介して児が摂取した薬物量」と「母親の薬物摂取量」から算出できます。

ではまず，M/P比，1日哺乳量，平均血漿中薬物濃度から，母乳を介して児が摂取した薬物量を計算しましょう。1日平均哺乳量は実測することは困難ですから，一般的に150mL/kg/dayといわれていますのでこちらを計算に用いましょう。オランザピン5mgを1日1回繰り返し服用時の平均血漿中薬物濃度は，報告されている動態パラメータの値を用いて計算するとおよそ4ng/mLです。ちなみに，薬物の平均血漿中濃度は次の式2で求めることができますよ。

$$\text{式2：平均血漿中薬物濃度（Css.ave）} = \frac{(F \times S \times \frac{Dose}{\tau})}{(Vd \times ke)}$$

F：分布容積，S：塩係数，τ：投与間隔，Vd：分布容積，ke：消失速度定数

これらの値を用いて母乳を介して児が摂取した薬物量は式3のように計算できると思います。母親の体重は50kg程度のようです。では，RIDはどうなりますか？

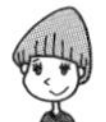

実習生：えーと，母親のオランザピンの一日量は確か5mgだから…RIDは0.28%でした！

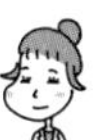

薬剤師：必ずしも授乳をやめる必要はなさそうですね。書籍にもRIDが0.28～2.27%[4]と記載がありますので計算した値は相違なさそうです。あとは患者さんとよく相談して決定することが大事ですね。

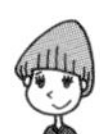

実習生：なるほど，添付文書の情報だけではなく薬物の特性をよく理解して総合的に評価することが大切なのですね！

式3：母乳を介して児が摂取した薬物量（mg/kg/day）
＝平均血漿中薬物濃度×M/P比×哺乳量（mg/kg/day）
＝4ng/mL×0.46×150mL/kg/day

◆文献

1) 日本イーライリリー株式会社：ジプレキサ錠5mg，添付文書（2023年10月改訂，第2版）
2) 日本イーライリリー株式会社：ジプレキサ錠5mg，インタビューフォーム（2020年9月改訂，第24版）
3) Gardiner SJ, et al：Transfer of olanzapine into breast milk, calculation of infant drug dose, and effect on breast-fed infants. Am J Psychiatry, 160：1428-1431, 2003
4) Hale TW, et al：Heal's Medicarion Mother's Milk. SPRINGER, 2023

17 血中蛋白結合の変化の影響を考える ～血中非結合形分率の上昇と血中濃度～

key Words

血中非結合形分率，血中総濃度，血中非結合形濃度

第5回は，くすりの血漿蛋白結合の変化と血中濃度について取り上げます。血漿蛋白結合率の高いくすりでは，併用薬や低アルブミン血症などにより非結合形分率が上昇すると，薬効が強くなり副作用が生じやすい，というイメージがあるかもしれません。実際のところ，蛋白結合率の低下によって，くすりの血中濃度はどのように変化するのでしょうか？ 血漿蛋白結合率が高い代表的なくすりであるフェニトインを例に基本的な考え方を整理していきましょう。

Check Points

Step1 読みカタ

- 通常測定される血中濃度は蛋白結合の有無を区別しない総濃度（結合形濃度＋非結合形濃度）である。
- フェニトインでは，蛋白非結合形分率（fu）が上昇して非結合形の薬物が増加すると，その分，血液中からの減り方がはやくなり（クリアランスの増大），血中の総濃度は低下する。
- fuが上昇しても総濃度が低下するため，併用後の定常状態平均非結合形薬物濃度は併用前と変わらない。

Step2 使いカタ

- 低アルブミン血症の患者においても，フェニトイン総濃度の低下がみられる。

- 重症患者においては，低アルブミン血症によるfu上昇とは別に，肝機能や腎機能などの生理機能の変化により代謝が低下してフェニトイン非結合形濃度が上昇する可能性があるため注意する。

Step3 伝えカタ

- fuの上昇が懸念される症例では，血中フェニトイン総濃度が低くても非結合形濃度は十分である可能性があるため，安易に増量の提案を行わない。
- 肝障害や腎障害などがみられる重症患者では，生理機能の変化により非結合形濃度が上昇する可能性があることについても伝えるとよい。

蛋白結合率で薬物の血中濃度は変化する？

低アルブミン血症の患者におけるフェニトインの治療薬物モニタリング（TDM）について理解を深めてもらうため，薬学部実習生に蛋白結合に関連したフェニトインとバルプロ酸の相互作用について調べてもらった。

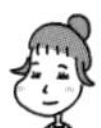
薬剤師：フェニトインとバルプロ酸の蛋白結合に関連する相互作用については，添付文書ではどう書いてあるかな？

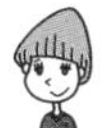
実習生：フェニトインは蛋白結合率が高い薬物なので，バルプロ酸によって蛋白結合が置換されて非結合形が増えると書いてありました。

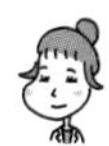
薬剤師：そうだね。

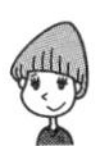
実習生：あれ？…でも，フェニトインの血中濃度が低下する，とも書いてあります。蛋白結合率が低下すると，血中濃度は上がるのでしょうか？　下がるのでしょうか？

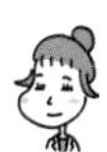
薬剤師：…（どのように説明したらよいかな…）。

10. 相互作用-10. 2併用注意（併用に注意すること）より抜粋

■バルプロ酸

臨床症状・措置方法：

(2) フェニトインの血中濃度が低下することがある。

機序・危険因子：

(2) バルプロ酸による蛋白結合からの置換により，遊離フェニトイン濃度が上昇し，肝代謝が促進すると考えられている。

〔住友ファーマ株式会社：アレビアチン錠25mg・100mg，添付文書（2022年4月改訂，第1版）より〕

Step1 読みカタ

フェニトインは古くから経口製剤や注射剤として用いられている抗てんかん薬です。注射剤では，生体内で加水分解されてフェニトインとなるホスフェニトイン静注製剤もあります。薬物動態学的特徴としては，投与量の増加に伴い肝代謝が飽和する非線形薬物動態を示します。血漿蛋白結合率は約90%と高く[1),2)]，蛋白結合の置換を機序とした相互作用ではバルプロ酸とワルファリンが併用注意としてあげられています[1)]。フェニトインはTDMの対象薬ですが，通常測定される血中濃度は蛋白結合の有無を区別しない総濃度（結合形濃度＋非結合形濃度）です。治療上有効な血中フェニトイン濃度（総濃度）は，一般に10～20 μg/mLであることが知られています[1),2)]。

表1は，フェニトイン治療中のてんかん患者におけるバルプロ酸併用前後の血漿中フェニトイン総濃度，非結合形濃度および蛋白非結合形分率（fu）を示しています[3)]。バルプロ酸のほうがアルブミンへの結合が強いために蛋白結合の置換が生じてフェニトインのfuが上昇しており，定常状態のフェニトイン総濃度は低下していることがわかります。

この血中濃度変化のイメージを**図1**に示します。一般に，血漿蛋白に結合していない薬物が，組織へ分布したり代謝などの処理を受けて血液中から減っていきます。フェニトインは，主として肝代謝により体内から消失し，そのクリアランスはfuと肝固有クリアランス（CL_{inth}）の影響を受けるタイプ（蛋白結合感受性の固有クリアランス律速型）の薬物

表1　バルプロ酸併用によるフェニトインの蛋白結合および血中濃度の変化

	バルプロ酸投与量（mg/day）		
	0	900	1350
平均フェニトイン濃度（μg/mL）			
血清中総濃度	16.5	13.3	10.2
血清中非結合形濃度	1.74	1.94	2.08
非結合形分率（%）（mean±SD）	10.9±1.8	16.1±5.0	20.0±1.7
N	25	11	9

〔Mattson RH, et al：Ann Neurol, 3：20-25, 1978より〕

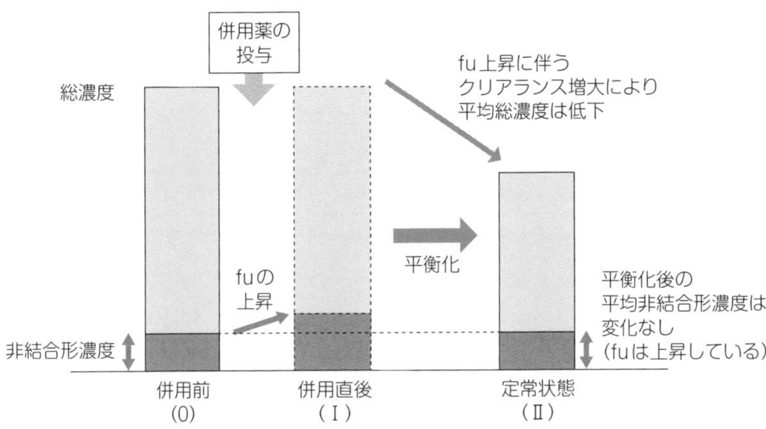

フェニトインと同様のタンパク結合感受性－固有クリアランス律速型の薬物におけるイメージ図。
併用直後（Ⅰ）の状態（非結合形濃度が上昇）は一時的であり，fuの上昇が緩やかであったり，速やかに平衡化される場合でははっきりと観察されない。

図1　蛋白非結合形分率（fu）の上昇と薬物の総濃度および非結合形濃度の変化

です（$CL_{tot} \fallingdotseq CL_h = fu \times CL_{inth}$）（ただし，$CL_{tot}$：全身クリアランス，$CL_h$：肝クリアランス）。このようなタイプの薬物では，fuが上昇して非結合形の薬物が増加すると，その分は血液中からの減り方がはやくなり（クリアランスの増大），血中の総濃度は低下します。一方，非結合形については，fuが上昇していても総濃度が低下するため，併用後の定常状態の平均非結合形薬物濃度は併用前と変わりません〔図1（Ⅱ）〕。

fu上昇によって総濃度が低下しても，非結合形濃度が変化しないことから，蛋白結合の置換を機序とした相互作用では，効果や副作用発現への影響はあまり大きくないと考えられます。図1（I）に示すように，併用直後は急激なfu上昇により一時的に非結合形濃度が上昇する可能性がありますが，fuの上昇が緩やかであったり，速やかに平衡化される場合でははっきりと観察されません。**図2**は，ビリルビンの蛋白結合を阻害するサルファ剤による影響を示したものです[4)]。図2**A**，**B**ともに併用によりビリルビン総濃度は低下し，最終的な非結合形濃度には変化がみられません。非結合形濃度の一時的な上昇は，併用薬を大量に急速投与し急激な蛋白結合の置換が生じた図2**A**だけでみられています。

低アルブミン血症の患者においても，併用薬によるfu上昇時と同様にフェニトイン総濃度の低下がみられます。これまでに，低アルブミン血症患者のフェニトイン血中濃度（総濃度）測定値を正常なアルブミン値における濃度に補正するための式がいくつか提唱されています[5)]。補正して大きな値となった補正濃度と治療濃度域を比較することで，血中

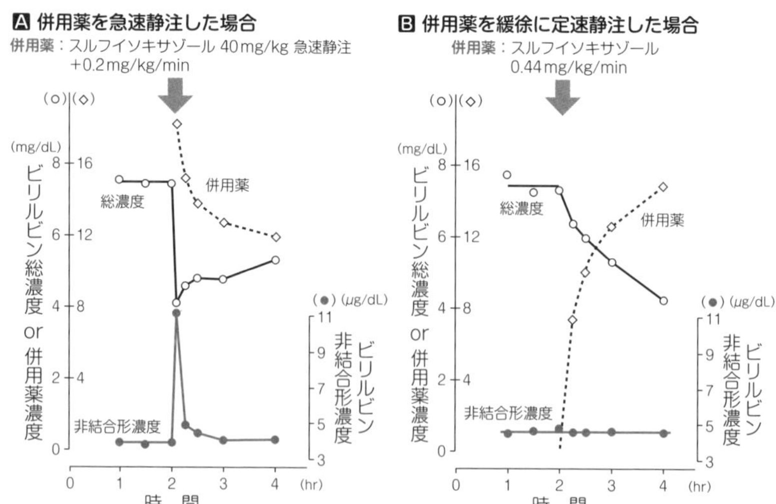

図2　ラットにおけるビリルビン非結合形濃度推移の違い（併用薬の投与方法による影響）

〔Oie S, et al：J Pharm Sci, 68：6-9, 1979より〕

濃度が適切かを評価します。しかし，特に重症患者においては，肝機能や腎機能などの生理機能の変化により代謝が低下してフェニトインの非結合形濃度が上昇する可能性があり，低アルブミンの影響だけを考慮した補正値では濃度を過小評価してしまう場合があることが指摘されています[5)]。

Step3 伝えカタ

前述のように，フェニトインでは，fuの上昇により総濃度は低下しますが非結合形濃度は変化しません。TDMで通常測定される濃度は総濃度ですから，測定値としては低い値が示されます。しかし，そこで低い濃度を補おうと増量すると，非結合形濃度が上昇してしまうため注意が必要です。したがって，フェニトインのTDMにおいて，fuの上昇が懸念される症例では，測定値である血中フェニトイン総濃度が低くても非結合形濃度は十分である可能性があるため，安易に増量の提案を行わないことが大切です。

また，肝障害や腎障害などがみられる重症患者では，生理機能の変化により非結合形濃度が上昇する可能性があることについても伝えるとよいでしょう。「抗てんかん薬TDM標準化ガイドライン」によると，肝機能障害患者，ネフローゼ症候群や腎不全患者では，必要に応じてフェニトインの非結合形濃度の測定をすることが推奨されています[6)]。

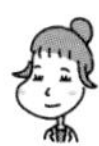
薬剤師：蛋白結合からの追い出しによって非結合形が増えても，クリアランスが増えるので，フェニトインの総濃度は低下するんだ。非結合形濃度の上昇はあくまでも一時的なもので，定常状態の平均非結合形濃度は併用前と大きく変わらないよ。

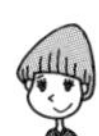
実習生：総濃度と非結合形濃度で変化が異なるのですね。

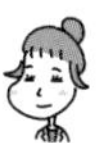
薬剤師：そうだね。だから，測定値である総濃度が低めだからといって，安易に増量を提案しないことが大切だね。

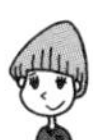
実習生：低アルブミン血症の患者さんでも同じように考えればよいでしょうか？

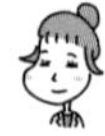

薬剤師：低アルブミン血症の患者さんでは，非結合型分率の上昇以外にも，肝機能や腎機能などの生理機能の低下などによってフェニトインの非結合形濃度が上昇している可能性もあるので注意が必要だね。必要に応じて非結合形濃度を測定することも考慮するよ。

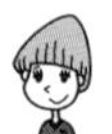

実習生：そうなのですね。

今回は，フェニトインとバルプロ酸の相互作用を例に，蛋白結合率の変化と血中濃度の変化の基本について，総濃度と非結合形濃度に分けて整理しました。このように，蛋白結合の置換による相互作用では，理論的には定常状態平均非結合形濃度の変化がみられませんが，代謝の低下など，蛋白結合の置換以外の相互作用機序が併存している場合もあることに注意が必要です。

fu上昇に伴う分布容積やクリアランスの変化，薬理作用への影響の程度は，薬物や患者の状態によって異なります。低アルブミン血症を示す患者は，重篤な症例も含まれ，fu以外の生理機能なども変化している場合があります。それらによる影響は複雑ですが，今回取り上げたfu上昇に関する基本的な考え方をベースにもっていると，理解に役立つと思います。

おわりに

本書では，薬物動態に苦手意識をもっている方に向けて，薬物動態に関する医薬品情報を臨床現場で活用するための考え方のキホン，「型」を増やしていければと思いすすめてきました。皆さんの薬物動態への関心が少しでも高まり，臨床業務にあたって薬物動態学的な視点から考えてみるきっかけとなっていましたら幸いです。

◆ 文　献

1) 住友ファーマ株式会社：アレビアチン錠25mg・100mg，添付文書（2022年4月改訂，第1版）
2) 住友ファーマ株式会社：アレビアチン錠25mg・100mg・アレビアチン散10%，インタビューフォーム（2022年5月改訂，第25版）
3) Mattson RH, et al：Valproic acid in epilepsy：clinical and pharmacological effects. Ann Neurol, 3：20-25, 1978
4) Oie S, et al：Effect of sulfisoxazole on pharmacokinetics of free and plasma protein-bound bilirubin in experimental unconjugated hyperbilirubinemia. J Pharm Sci, 68：6-9, 1979
5) Charlier B, et al：The effect of plasma protein binding on the therapeutic monitoring of antiseizure medications. Pharmaceutics, 13：1208, 2021
6) 日本TDM学会・編：抗てんかん薬TDM標準化ガイドライン2018. 金原出版，2018

索引

英数字

和文

あ行

か行

さ行

た行

な行

は行

ま行

や行

ら行

読者アンケートのご案内

本書に関するご意見・ご感想をお聞かせください。

下記QRコードもしくは下記URLから
アンケートページにアクセスしてご回答ください
https://form.jiho.jp/questionnaire/book.html

※本アンケートの回答はパソコン・スマートフォン等からとなります。
稀に機種によってはご利用いただけない場合がございます。
※インターネット接続料、および通信料はお客様のご負担となります。

型が身につく薬物動態学

定価　本体3,200円（税別）

2024年5月5日　発　行

編　著　杉山 恵理花（すぎやま えりか）

発行人　武田 信

発行所　株式会社 じほう

101-8421　東京都千代田区神田猿楽町1-5-15（猿楽町SSビル）
振替　00190-0-900481
＜大阪支局＞
541-0044　大阪市中央区伏見町2-1-1（三井住友銀行高麗橋ビル）

お問い合わせ　https://www.jiho.co.jp/contact/

組版・印刷　永和印刷(株)

万一落丁，乱丁の場合は，お取替えいたします。

ISBN 978-4-8407-5592-4